Paula Almqvist

Paare unter sich

HERDER spektrum

Band 5725

Das Buch
Das Leben als Paar ist herrlich! Vor allem herrlich komisch – wie Paula Almqvist in diesem Buch zeigt. In ihren wunderbaren Geschichten erzählt sie vom Alltag moderner Paare: von herzzerreißend ungelenken Flirtversuchen, vom Würfeln, wer zum Elternabend muß, vom unterschiedlichen Verhalten von Männern und Frauen bei Ikea, von Paaren, die endlich mal gemeinsam ausmisten wollen, vom Streß, originelle Geschenke für Einladungen bei Freunden zu finden, von kochenden Männern und dekorierenden Frauen und natürlich von der gefürchteten Frage: „Was denkst du gerade?“
Paula Almqvists boshaft-charmante Glossen aus dem Beziehungsdschungel führen uns unsere eigenen Macken so gewitzt vor Augen, daß wir darüber lachen müssen – ob wir wollen oder nicht. Kurz: „Alles liest sich weg wie Butter“ (Wolfgang Menge).

Die Autorin
Paula Almqvist lebt als freie Journalistin und Autorin in Hamburg und der Normandie und unterrichtet nebenbei das Thema Glosse. Bei Herder spektrum erschien von ihr: „Die Macken der Männer. Von Männern lernen heißt, sich täglich wundern“ (Band 5716).

Paula Almqvist

Paare unter sich

Lauter wahre Geschichten

HERDER

FREIBURG · BASEL · WIEN

Gedruckt auf umweltfreundlichem, chlorfrei gebleichtem Papier

Originalausgabe

Satz: Barbara Herrmann, Freiburg
Druck und Bindung: fgb · freiburger graphische betriebe 2007
www.fgb.de
Umschlaggestaltung und Konzeption:
R·M·E München / Roland Eschbeck, Liana Tuchel
Coverillustration: © Peter Gaymann
Autorenfoto: © Christer Almqvist
ISBN 978-3-451-05725-0

Inhalt

1. Die große Liebe ... 7
2. Alles über Frauen ... 29
3. Männer! ... 49
4. Kinder, Kinder ... 77
5. Paare allein zu Hause ... 89
6. Paare unterwegs ... 113
7. Freunde fürs Leben ... 125
8. Beziehungsweise ... 141

1.
Die große Liebe

Über die Kunst des Flirtens

Wie machen Sie das eigentlich, wenn Sie jemanden kennenlernen wollen? Gemeint ist die Sache mit dem Herzklopfen, vormals Flirt, neudeutsch „Aufreißen" genannt. Kurzum: die erotische Ochsentour.

Also, bitte und im Ernst: Wie zwingen Sie den schönen Mann am Tresen, der seinem Nachbarn grad auf dem Bierfilz so genial die Relativitätstheorie erklärt, sich Ihnen zuzuwenden?

Und Lars, wie willst du's schaffen, daß diese Anna, die jede Spätvorstellung schmückt, auf deine gelben Augen aufmerksam wird, statt immer nur der Barfrau das Filmförderungsgesetz zu erklären?

Wie lernt man Leute kennen, mit denen man gern was hätte? Die Frage ist nicht länger privat. Darin steckt eine gesellschaftliche Not. Heerscharen von Frauen fragen sich, wo denn die Männer sind, die man gern zum Frühstück dabehielte, und Heerscharen von Männern grübeln, wie man die Frau, nach der man sich sehnt, mit nach Hause kriegt.

Es ist ein Problem, aber für Problemlösungen sind wir Deutschen schließlich bekannt. Da gründen wir einfach eine Akademie! Mittlerweile haben wir schon zwei im Lande, die uns das Flirten lehren wollen. Als sei's eine verlernte Fertigkeit wie Hausschlachten oder Feuermachen mit Flintsteinen.

Seltsam. Äonenlang haben sich unsere Vorfahren fortgepflanzt, und zwar ganz ohne Seminar zum ersten Schritt. Wahrscheinlich sahen sie sich einfach tief in die Augen und vermieden die größten Fehler, vor denen die Hamburger Schule für „Flirten, Lieben, Leben" heute im zehnstündigen

Kursus mit Videokontrolle so nachdrücklich warnt: „Nicht zwischen die Augen starren, nicht zwinkern und höchstens fünf Sekunden hingucken."

Lassen wir für den Fortgang die Schwabinger „P+P Flirt- und Kontaktschule" zu Wort kommen: „Nachdem Sie Blickkontakt genossen haben, sprechen Sie die Person an. Etwa mit den Worten: ‚Sie haben mir eben so nett zugelächelt, und da dachte ich …'"

Ja, denkste! So ein sentimental umflorter Blick, die schwerenöterisch gehobene Braue können ganz schön ins Auge gehen. Ich weiß das, seit ich die Reportage eines US-Magazins über einen Swingerclub in New York las, wo der Undercover-Reporter in Unterhosen an der Bar sitzend von einer nackten Dame nach vorschriftsmäßigem Blickkontakt abgewiesen wurde mit dem Satz: „Ich nehme nur Männer mit hungrigen Augen!"

Immerhin, ein schöner Gesprächsanfang, aus dem doch noch was werden könnte. Allein, es fehlt oft die Gelegenheit, der verbale „Einstieg".

Vielleicht sind wir Deutschen auch bloß unrettbar romantisch, jedenfalls sollten nach Auffassung der meisten Mitmenschen zuvor doch ein paar nette Worte gefallen sein.

Das Wort „Flirt" hat einen altmodischen Ruch – zu Unrecht. Spitzenkünstler des Anbandelns konnten so direkt sein wie Mae West, die einen unbekannten Hollywood-Kollegen mit den Worten ansprach: „Sind Sie bewaffnet, oder freuen Sie sich nur, mich zu sehen?"

Die Mae Wests sind nicht ausgestorben. In der „Wollstube" ums Eck kursiert zur Zeit folgende Anekdote über eine Angora-Stammkundin: Die lernte, selbstredend im Selbstgestrickten, einen schüchternen jungen Mann kennen. Wortlos strich der Verehrer immer wieder über die weiche Wolle. Da soll die Angora-Kundin sich ein Herz gefaßt und gefragt haben: „Willst du eigentlich stricken, oder sollen wir was drauf reimen?“

Und wenn sie nicht gestorben sind, dann stricken sie noch heute glücklich zusammen, sagt die Besitzerin vom Wollladen.

Über erfolgreiche Männer um die Fünfzig und ihre blutjungen Bräute

„Was soll man bloß machen", sinnierte der Mittvierziger Achim L., Fernsehschaffender, angesichts der Tatsache, daß ihm seine einundzwanzigjährige Tochter Bettina vorige Woche seinen künftigen Schwiegersohn vorgestellt hatte. Nein, keine hundsordinären Eifersüchteleien auf den Liebhaber seiner ersten und einzigen Tochter verfolgten ihn. Über so was ist ein belesener Mann erhaben. Mit Freudscher Schadenfreude fängt man ihn nicht. Es waren eher Umgangsformen, die ihm zu schaffen machten. Denn Achims Schwiegersohn ist gut fünf Jahre älter als er selbst und verdient wahrscheinlich auch fünf Mille mehr im Monat, obwohl sich Bettina darüber vorerst noch diskret ausschweigt. Achim hat es aber im Gefühl, daß er zu Bettina und Wolf nicht sagen kann: „Okay, Kinder, ich lad' euch mal zum Essen ein", um diesen Wolf auszuloten.

Die Lokale, in denen er sich's leisten kann, den künftigen Schwiegersohn einzuladen – da läßt der wahrscheinlich mittags Sandwichs für seine Schreibkräfte holen.

Wer aber kümmert sich um die seelischen Wehwehchen der dazugehörigen Schwiegereltern? Die altmodische abendländische Ratgeberliteratur ist voller Tips und Tricks, wie sich der Freier günstig präsentiert bei den Erziehungsberechtigten seiner Geliebten. „Einheirat nicht ausgeschlossen", hieß es dann bei Wohlgefallen. Heute, in den Kreisen, wo der arrivierte Jung-Greis das Abiturientenfräulein freit, hofft manchmal der Schwiegervater auf einen günstigen Kontrakt im Unternehmen des erfolgreichen Schwiegersohns.

Was ziehen wir an? Was bringen wir mit? Wie sprechen wir diskret die Bürgschaftsfrage für die Eigentumswohnung an?

All diese Fragen haben den jugendlichen Schwiegersohn jahrzehntelang genervt und plagen jetzt die reschen Schwiegereltern. Der ältliche Schwiegersohn mit genügend Spielgeld in den Taschen (und es muß leider gesagt werden: Bei aller Liebe und bei aller Emanzipation heiraten nach wie vor nur sehr, sehr selten reiche junge Mädchen arme ältere Herren ...) hat dank Lebenserfahrung nicht die geringste Scheu vor den Brauteltern – höchstens überlegt er sich, wie er taktvoll statt gönnerhaft seinem Schweigervater sein abgelegtes Auto vermacht. Das Jung-Schwiegerelternpaar dagegen ist verlegen: Soll, kann, darf man das annehmen?

Manchmal hatten sie schon ein Töchterlein vergeben an einen Azubi oder Referendar. Da war die Welt noch in Ordnung, selbst wenn das Enkelchen bei Tisch auf der Hochzeitsfeier schon mitkrähte. Opa war Opa und zahlte die Rechnung. Aber das schöne Kind, welches diesen erfolgreichen graumelierten Patentanwalt kennengelernt hat und unbedingt heiraten will ... also, das schöne Kind und sein erfolgreicher Oldie-Bräutigam wollen ihre Hochzeit wahrscheinlich in Etablissements begehen, die die Schwiegereltern höchstens aus der Zeitung kennen. Auch laden sie dazu Leute ein, mit denen sich einfach keine Kniggesche Tischordnung herstellen läßt. Die große Schwester des Bräutigams ist sechzig und nun wirklich nicht die passende Tischdame für den kleinen Bruder der Braut mit seinen sechzehn Jahren.

Ein Gutes freilich haben die Verbindungen von jungen Mädchen mit verwitweten Männern: Der Fluch der bösen Schwiegermutter – wie wir alle wissen, ist dies stets die Mutter des Mannes – ist im allgemeinen entschärft, da sie entweder längst unter der Erde liegt oder mild und altersschwach in einem Seniorenheim sitzt.

Über falsche Männer

Nicht jede Frau ist schon mit einem Mann zusammen, mit dem sie alt werden möchte. Kann sein, daß sie Single ist. Kann auch sein, daß sie in einer Partnerschaft lebt, deren Tage gezählt sind. In beiden Fällen hat die Frau ein waches Auge auf den Markt der frei verfügbaren Männer. Oft sehnt sie sich nach einem Typen, der die Mängel des letzten Lovers kompensiert. Bei diesem Kontrastprogramm ist Vorsicht geboten, wenn man nicht vom Regen in die Traufe geraten will.

1) Der Vorgänger war widerwärtig schlampig? Die Frau verliebt sich also in einen Mann mit Scheitel und Bügelfalten. Die Begeisterung legt sich, wenn er anfängt, täglich ihr Mascara-Bürstchen auszukämmen und von ihr gespülte Gläser vor Gebrauch nachzuwaschen.

2) Der Ex hat Sie zu oft betrogen? Sie suchen einen Treuen? Wahrscheinlich wissen Sie noch nicht, daß einem Anhänglichkeit auch auf die Nerven gehen kann. Wenn er anfängt, Sie selbst zur Fußpflege und zur Darmspiegelung zu begleiten, sollten Sie überlegen, ob Sie mit einem Dackel nicht besser dran wären.

3) Der Abgelegte hatte nur seine Karriere im Sinn? Jetzt kommt dieser romantische Robert und hat jede Menge Zeit für Sie. Er serviert Ihnen das Frühstück kniend ans Bett – allerdings nicht vor zwölf Uhr mittags. Er bestreut Ihr Bett mit roten Rosenblättern. Wenn da nur nicht diese hartnäckige Frau vom Arbeitsamt wäre, die nun schon zum dritten Mal anruft und fragt, wieso Robert nie zum Vermittlungsgespräch erscheint.

4) Ihre letzte Liebe war geizig bis zum Abwinken? Der Neue überschüttet Sie mit fetten Blumensträußen, Parfums

und Wochenendreisen. Wunderbar bis zu dem Tag, wo entweder der Gerichtsvollzieher vor der Tür steht oder der Mann weinend auf Ihrer Fußmatte sitzt und um eine warme Suppe bittet.

5) Ihr abgelegter Mann war ein Hallodri und Sie suchen nun was Seriöses? Verständlich. Aber wenn er anfängt, die Zahnstocher abzuzählen, und wissen will, wieso Sie sich die Haare mit Wella färben statt mit Zwiebelschalen, dann ahnen Sie: Es war mal wieder der Falsche!

Über das Kunsthandwerk des Abschiednehmens

Sie hatten ein herrliches halbes Jahr, Helene und Harald. Sechs Monate spontanen Sex und Gelächter, tiefe Gespräche und Herzen, die im Halse klopften. Sie taten Dinge zusammen, die sie beide vorher nie getan hatten und sich auch nicht hätten träumen lassen, daß sie sie je täten. Zum Beispiel nach der Liebe aufstehen, eine Tüte fettiger Pommes frites vom Bahnhof holen und sie genüßlich im Bett verschlingen. Wobei doch beide eigentlich keine Pommes mögen …

Doch irgendwann lachte Harald nicht mehr so bereitwillig über Helenes Fähigkeit, andere Leute nachzumachen. Und Helene reagierte zunehmend unwirsch auf Haralds Tick, alle volle Stunde die Nachrichten zu hören. Jenen Tick, den sie zuvor so liebenswert gefunden hatte. Kurzum: Der Alltag kehrte ein in eine Beziehung, die zuvor außerhalb aller Gesetze von Alltag und Gewohnheit zu bestehen schien.

Ja, und dann erklärte Harald eines Nachmittags im Café, es sei vorbei. Er habe seine alte Frau/Freundin/Verlobte/Kollegin/Jugendliebe Veronika wiedergetroffen. Habe dabei Gefühle gehabt, die er nicht verschweigen dürfe als aufrechter Mann.

Helene sagte erst mal gar nichts dazu. Gestern noch fand sie Haralds grüngestreiftes Hemd unbekömmlich für ihn, und die Haare könnte er sich auch mal schneiden lassen. Jetzt, wo er das sagt, mit lieber Schluß machen und so, mit besser aufhören, wenn's am besten schmeckt, und diesen ganzen Mist – heute sieht sie in ihm das Bild von einem Mann. Ihr Bild von einem Mann. Aber sie sagt erst mal gar nichts. Man hat ja seinen Stolz. Und Frauen ohne Stolz kann er sowieso nicht leiden. Hat er ihr oft genug im Bett erzählt, wie das war, als diese Veronika, das unselbständige Ding, ihn immer im Büro anrief unter dem Vorwand, keine Sicherung wechseln zu können.

Helene geht und schweigt und leidet. Was soll man auch sagen, wenn einer aussteigen will und der andere weiterfahren? Helene erinnert sich noch gut an diese Dampferparty, zu der ein wohlhabendes Geburtstagskind geladen hatte ... Stundenlang kreuzte man da auf dem Fluß und alles – die Getränke, die Verpflegung, die Klamotten der Gäste – war vom Feinsten. Es gab von allem reichlich – außer der Möglichkeit auszusteigen.

Die erste Woche nach dem vernünftigen Abschied unter erwachsenen Liebhabern verbringt Helene genauso wie damals die Zeit nach dem Ziehen des Weisheitszahns: betäubt von Schmerz und Schmerzmitteln. Die Schmerzmittel bei Liebeskummer sind vielfältig und mit Ausnahme von Schlaftabletten leider nicht apothekenpflichtig. Entwöhnte Raucher fangen wieder an zu paffen. Mineralwassertrinker sehen die Wodkaflasche in neuem Licht. Kontrollierte Esser feiern einsame Nudeln-in-Sahne-Orgien. Die oft empfohlene Rache durch hemmungsloses Flirten gelingt freilich nur wenigen: Mit angeschlagenem Gemüt und Selbstwertgefühl haben auch die hübschesten Menschen erfahrungsgemäß wenig Schlag beim anderen Geschlecht.

In der zweiten Woche nach dem vernünftigen Schlußmachen unter erwachsenen Liebhabern entdeckt der gekündigte Teil für gewöhnlich die gesünderen Heilmittel. Ausgedehnte Wannenbäder sollen die inneren Verspannungen lösen und Waldspaziergänge die Liebe zu Harald durch die Freude am Flug des Eichelhähers ersetzen. Diese homöopathische Behandlung des Liebeskummers gelingt den meisten City-Pflanzen allerdings nicht. Drum nehmen sie Zuflucht zur Behandlungsstufe III, der Gesprächstherapie. Dafür schließlich hat man seine Freunde. Wohl wahr, daß in der Blütezeit der großen Liebe die Freundschaften zu anderen Leuten etwas verkümmert sind. Aber genau dafür müssen die wahren Freunde Verständnis haben. Wohl wahr, daß Helene nicht einen einzigen Abend lang Angelikas Kinder hüten konnte, als die mit gebrochenem Bein, gekündigter Wohnung, überfahrener Katze und verunglückter Schwiegermutter seelisch am Krückstock ging. Denn zu der Zeit bestand der Horizont von Helene im Namen Harald in Großbuchstaben – wie vom Himmelsschreiber hingemalt. Auch an Tagen, da Harald verreist war oder, falls verheiratet, seinen ehelichen Pflichten nachkam: An solchen Abenden mußte Helene dann nämlich saunieren oder Haarkuren anwenden, ihre teuren schwarzen Spitzenhöschen von Hand waschen oder BH-Bändchen annähen. Oder, etwas emanzipierter, unbedingt die Podiumsdiskussion im Filmhaus besuchen, damit sie ihrem fabelhaften Lover am nächsten Tag etwas Geistreiches zu erzählen hatte. Vorbei. Harald gibt's nicht mehr im Terminkalender. Jetzt ist jeder Abend ein großes schwarzes Loch. Dessen Überbrückung man am besten gestaltet, indem man sich bei seinen alten Freunden zum Abendessen einlädt und ihnen die ganze Geschichte von Harald und Helene erzählt. Von Anfang an, immer wieder. Nur der Schluß variiert. Am Anfang der Krankheitsgeschichte ist Harald nur ein Schwein. In der Mitte dann ein armes Schwein. Und spätestens nach drei Wochen ein hilfsbedürftiger Kerl, der sich unglücklich gemacht hat, weil er gar nicht wußte, was er tat. Dies ist die kritischste Phase für die strapazierten Freunde: Helene kommt in Wahrheit natürlich nicht, um unsere gutbürgerliche Kartoffelsuppe mit uns zu verspeisen. Helene kommt, um unser Telefon zu benutzen. Sie hat schließlich selber eins, doch wonach sie hungert, ist der Satz: „Dann ruf ihn doch einfach an. Wahrscheinlich hat er es damals gar nicht so gemeint, oder es tut ihm inzwischen furchtbar leid und er kann nicht aus seiner Haut …"

Nicht immer denken wir das. Doch meistens sagen wir es. Wir fühlen uns charakterschweinisch verwandt mit diesem unbekannten Harald. Wir können seine Fluchtimpulse bestens nachvollziehen. Wir können das Hohelied von Liebe, Lust und Leidenschaft nicht mehr hören. Also soll doch der, der die Suppe angerührt hat, sie auch auslöffeln.

Über das Phänomen der öffentlichen Liebesschwüre

Die meisten Moden, Trends und Zeiterscheinungen, so trösten Historiker und ältere Herrschaften, habe es früher auch schon mal gegeben. Rocklänge hoch oder runter, Männerhaare lang oder kurz, neue Innerlichkeit oder neue Äußerlichkeit – alles schon mal dagewesen.

Doch ab und an registriert ein gewissenhafter Zeitgeist-Reporter Erscheinungen, die ohne Parallele dastehen. Dazu gehört für mich das Bettgeflüster im Kleinanzeigenteil der Zeitungen. Nein, ich meine nicht das berufliche, wo „Hostessen" und „Models" ihre Dienste anbieten. Ich meine die gute Seele, die ihrem Mann (Freund? Kind? Haustier?) zum Geburtstag die herzförmige Annonce schenkt: „Mein Hasi, ich liebe dich, deine Mausi."

Die anonymen Liebesschwüre im Offsetdruck, erst Fisch drin eingewickelt, dann verheizt … was ist so reizvoll dran? Welchen Kick empfindet Schnuffi, wenn Wuschel ihr mit einer Annonce zu durchschnittlich vierzig Euro gratuliert statt auf einem Briefbogen?

Meine ersten Mutmaßungen waren immer unfeiner Natur: Vielleicht kann Wuschel nicht schreiben und muß seine Liebe drum dem Fräulein in der Anzeigenaufnahme diktieren? Oder Schnuffi ist anderweitig verheiratet, so daß Wuschel um Mitternacht nicht in den Hörer hauchen kann: „Liebe ist stark. Widerstände schmelzen. Mein Herz steht auf Empfang"? Oder Schnuffi ist eine dieser rundum emanzipierten Frauen, die zwar gern mal mit Wuschel schlafen, ihm aber nie ihre Adresse geben würde. Sonst kommt er da dauernd angedackelt, und sie hat die Last mit dem Bettenbeziehen und Frühstückmachen …

Andererseits ist es ja auch nicht leicht, Aug in Aug Worte auszusprechen wie diese: „Perlen entrollen. Weh, riss eine der Schnüre? Aber was hülf es, reih ich sie wieder: Du fehlst mir, starke Schließe, die sie verhielte, Geliebter.“ Hier tippe ich mal auf einen abgebrochenen Volkshochschulkursus im Dichten. Und die Unterzeichnerin J. G. geht wohl ganz richtig in der Annahme, daß ihre starke Schließe ein solches Geständnis vielleicht nicht in der Geschäftspost lesen will, die im Sekretariat geöffnet wird.

Ein zweiter niederträchtiger Gedanke, der mir zunächst kam: Vielleicht soll sich die Anzeige amortisieren, indem vergeßliche Bekannte und Verwandte an das Geburtstagsfest erinnert werden und sich zur Abgabe eines Geschenkes genötigt fühlen. Diese Methode zur Aufbesserung des persönlichen Wirtschaftswunders war in den fünfziger Jahren sehr verbreitet; allerdings pflegten die Jubilare/innen damals, mit vollem Namen und Adresse in der Zeitung zu stehen, was die Geschenkabgabe beförderte. Das kann man heute keinem unterstellen – denn wer, um Himmels willen, soll in der Firma erahnen, daß sich hinter „Wonneproppen“, „Pittermännchen“ oder „Klausimausi“ der sauertöpfische Buchhalter Schulz verbirgt? Wer in der Verwandt- und Nachbarschaft käme auf die Idee, daß mit „Dein Tier“ oder „Dein Dich immer liebender Ganove“ die Nachtschattenseite von Finanzinspektor Müller-Hollenstedt aus dem Schlafzimmer in die Zeitung will?

Nein, der moderne Grußpost-Inserent schielt kein bißchen nach Bereicherung, denn er gibt weder seinen richtigen Namen und schon gar nicht die Adresse an. Er will nur im Licht der Öffentlichkeit sehen, was andere Leute ihren Liebsten vorzugsweise im Dunkeln ins Ohr flüstern. Halb Exhibitionist, halb Rumpelstilzchen: Ach wie gut, daß niemand weiß, daß ich außer Roland Kaiser auch noch Schnutziputzi heiß.

Und die Zeitungen spielen gern mit; für Mitteilungen, daß

die „nimmersatte Knuddelmaus“ sich nach „Puschelohr“ sehnt, wird weniger berechnet, als wenn Knuddelmaus einen Job sucht oder Puschelohr eine Wohnung. Warum? „Weil es ja auch Lesestoff ist“, verriet mir ein Anzeigenleiter. Geschichten, die das Leben schreibt – honorarfrei. „Man könnte auch sagen: Das ist Tuttifrutti für Arme.“

Bei Kosenamen drängt es den deutschen Menschen überwiegend ins Tierreich. Es wimmelt nur so von Kuschel- und Kinderzimmergetier wie Bärchen, Mäuschen, Kätzchen.

Ich gebe jedoch zu, daß sich mir ungebeten voyeuristische Gedanken aufdrängen, wenn ich mir überlege, wie es „Bibihühnchen“ wohl mit „Hase Miller“ treibt oder „Schluckspecht“ mit „Honigbienchen“. Brehms Tierleben ist in den Grußanzeigen außer Kraft gesetzt, so viel ist sicher. Es grüßt ein „Maulwurf“ seine „MUH“. Es sehnt sich ein „Reh“ nach seiner „Schildkröte“. „Dein kleiner Igel“ grüßt ein „Engelchen“. Aber ein vielleicht geschmäcklerisches Grausen befällt mich, wo „alter Sack“ und „Quark mit Anhang“ sich ihre Liebe versichern. Und wie „Eiskönig“ wohl im Bett ist?

Die Abkehr von der Schulweisheit des Paarungsverhaltens macht beileibe nicht bei der Zoologie Halt. Auch die Botanik wird schwer strapaziert. Wie hat man sich einen Mann vorzustellen, der geschmeichelt auf den Kosenamen „Wirsing“ oder „Champignon“ reagiert? Sie wollen sich mit „Mandelblütchen“ bzw. „Schwarze Rose“ zusammentun. Wird das gehen? Wir werden es leider nie erfahren. Genausowenig wie wir je herauskriegen werden, ob es bei der Mitteilung „Ich freu mich schon sooo auf L. B.“ um einen langen Beischlaf oder nur um die geplante Reise nach La Baule handelt.

Über die Midlife-Liebe, ein unzureichend erforschtes Kapitel

Midlife-Liebe ist, wenn man endlich kriegt, wonach man sich immer gesehnt hat. Jedoch, leider, meistens zu einem Zeitpunkt, wo man sich grad darüber klargeworden war, daß der Wunsch kürzlich sanft und unauffällig entschlummert sein muß.

Justament wenn Hanjo und Greta begonnen haben, sich und anderen zu erzählen, wie gut und gern sie auch allein leben können, pflegen sie einander über den Weg zu laufen. Er ist genau das, was Greta in zwei Ehen und einem halben Verlöbnis immer vergeblich gesucht hat. Sie ist genau das, was Hanjo hinter den sieben Bergen der Hoffnung verborgen wußte. Weshalb er als charakterstarker Mann lieber Junggeselle blieb, als sich mit weniger zufriedenzugeben.

Und jetzt haben sie sich. Und ihre Freunde haben zu tun. Denn viel nächtliche Gesprächstherapie nach Hausmacherart ist in getrennten Vernehmungen aufzuwenden. Wobei es den geduldigen Freunden obliegt, herauszufinden, ob da zwei ihr Glück einfach nicht glauben können. Oder ob sie notorisch Haare in der Suppe suchen. Oder beides.

Denn wen die Liebe spät, aber nicht zu spät erwischt, der mäkelt für gewöhnlich mehr als ein Teenager über die Himmelsmacht. Weil er unentwegt die Konsequenzen bedenkt. Und die Gründe. Schönheit pur und jugendliches Feuer können es nicht sein. So viel Selbstkritik hat der sympathische Mensch um und über die Vierzig. Seine Anziehungskraft, so weiß er wohl, beruht mehr auf dem, was er innerlich und äußerlich aus sich gemacht hat in diesem blitzschnell verflogenen Vierteljahrhundert seit seinem ersten Liebeskummer. Was immer er aus sich gemacht hat: Der attraktive Eigenbau ruht zu neunzig Prozent auf Fundamenten der Selbststilisierung.

Bei Männern sind derzeit erfahrungsgemäß besonders drei Erfolgsmodelle gefragt:

1. der einsame Wolf,
2. der liebenswerte Chaot,
3. der Charakterdarsteller „graue Haare, grünes Herz“ (verbessertes Nachfolgemodell von „dünne Haare, dickes Konto“).

Bei Frauen „im gewissen Alter“ gründet sich die Attraktivität für Männer häufig darauf, daß sie so leben, als ob sie keinen bräuchten. Und wenn ihnen dann einer nahekommt, den sie gern brauchen täten, geraten sie in die Zwickmühle: Liebe beteuern läuft leicht auf einen Meineid am Image hinaus.

Bei den Frauen über 35 sind zwei Bestsellertypen für die Midlife-Liebe auszumachen: Wie eh und je gefragt ist das Traditionsmodell „Lustige Witwe“. Wobei im ausgehenden 20. Jahrhundert mit seiner hohen Lebenserwartung für jedermann eher die Scheidungs- oder Beziehungswitwe gemeint ist. Die Frau jedenfalls, die die Schwächen der Männer genügend kennengelernt hat, um keine übertriebenen Ansprüche mehr zu stellen. Ebenso gefragt, und das ist eine Entwicklung der letzten zehn Jahre, ist neuerdings die Karrierefrau ohne Bügelfalten auf der Seele. Weil: Die will wahrscheinlich nicht soviel von einem Mann. Das gilt auch für die mögliche Zeit danach: Über Geld spricht man zwar nicht in einer frischen Liebe, aber dran denken tut man schon mal …

Aber halt, stopp, so weit sind wir ja noch lange nicht. Greta und Hanjo haben vielmehr gewisse alterstypische Schwierigkeiten, überhaupt erst ein handfestes Verhältnis einzugehen. Das nämlich ist die ordinäre Tragik der Midlife-Liebe: Da sind zwei bereit, sich einzubringen, sagen sie. Aber nur in homöopathischen Dosen. Vorsicht ist die Mutter der Porzellankiste.

Das beginnt schon bei der klassischen Frage: „Geh'n wir zu dir oder zu mir?" Frage wie Antwort büßen mit steigendem Lebensalter an Spontaneität ein. Bei allen erotischen Vibrations fällt ihr am Kaffeehaustisch leider auch siedendheiß ein, daß daheim ihre Büstenhalter für werktags auf der Heizung trocknen und daß im Bad für jedermann sichtbar die Anti-Falten-Ampullenkur rumliegt.

Und er überlegt krampfhaft, was er machen soll, wenn auf dem Anrufbeantworter, den er in einer dienstlichen Sache noch dringend abhören muß, wenn da also wieder mal seine Exfreundin ein paar ihrer berühmten offenen Worte draufgesprochen hat. Ob er Greta bitten kann, vorausgesetzt, sie nimmt die Einladung zu einem Kaffee mit Calva bei ihm an – ob er sie sicherheitshalber bitten sollte, solange das Zimmer zu verlassen? Wird ein bißchen merkwürdig wirken, aber vielleicht kann sie währenddessen die Spätnachrichten sehen? Aber, Ach-du-Scheiße, auf dem Fernseher liegt die „Zeit", aufgeschlagen bei Bekanntschaftsanzeigen. Mehrere Annoncen sind mit rotem Filzschreiber umrandet, besonders die „aparten Brünetten". Und Greta ist blond!!!

Doch lassen wir sie endlich zusammenkommen. Greta und Hanjo lieben sich. Sind sie danach wunschlos glücklich? Nein. Zwar war es Hanjo gelungen, seinen Expander mit der Begleitfibel „Vom Bürohengst zum Adonis – nur fünf Minuten täglich" noch schnell unters Bett zu kicken. Zwar ist sich Greta ganz sicher, daß Hanjo im milden Schein der Nachttischlampe die Bikini-taugliche Narbe ihrer Hysterektomie gar nicht wahrgenommen hat. Trotzdem … die überflutende Seligkeit – so wie in den Romanen, so wie früher –, also dieses Gefühl will sich ums Verrecken nicht einstellen.

Weltliche Sorgen stellen sich quer. Hanjos letzter Gedanke vor dem Einschlafen ist die Frage, was er Greta morgen zum Frühstück servieren soll. Wenn sie dann noch da ist. Mit diesen modernen Frauen weiß man ja nie. Hanjo selber ist grad auf Kleie-Diät. Ein unerotischer Brei ist das. Und daß Frauen im gewissen Alter alle naslang Diät machen, ist okay, das weiß eigentlich jeder. Aber wirkt es nicht irgendwie lebensfeindlich bei Männern? Sozusagen unromantisch?

Unromantisch, aber wahr, daß auch manche Frau in den Momenten nach einer leidenschaftlichen Begegnung der späten Art nicht wohlig entspannt in seiner Wohnung und Armbeuge einschlafen kann. Weil sie der prosaische Gedanke quält, daß sie entweder in der Wäsche von gestern ins Büro gehen muß, oder aber den anstrengenden Sphinx-Akt hinlegen. Heißt: im Morgengrauen auf Zehenspitzen entschwinden, nachdem sie zuvor ein Lippenstift-Herz auf seinen Rasierspiegel gemalt hat. Aber ob's in der Gegend morgens um sechs überhaupt Taxis gibt? Und ob die Haustür offen ist?

Greta windet sich im fremden Bett ganz vorsichtig, um ihn nicht zu stören. Warum hat sie ihm vorhin bloß nicht gesagt, daß sie seit fünf Jahren eigentlich nur noch bei offenem Fenster einschlafen kann? Damit er nicht denken soll, sie hätte eingefahrene Schrullen wie eine alte Jungfer ... Ja, er ist ein toller Mann. Läge sie sonst hier? Wenn bloß seine Bettwäsche nicht so gräßlich gemustert wäre ...

Hanjo schläft in Wahrheit auch nicht tief und fest. Sondern überlegt, wie er seine Brille, die ihm beim Vorspiel abhanden gekommen ist, wieder gewohnheitsmäßig exakt auf den Radiowecker plazieren kann, ohne vor Greta als Ordnungsfanatiker dazustehen.

„In jungen Jahren lebt und liebt der Mensch nach dem Lustprinzip", schreibt die amerikanische Essayistin Erica Abeel über die Midlife-Liebe, „später jedoch mehr nach dem Prinzip der Vermeidung von Unbequemlichkeit. Ein Fakt, der Freud entgangen zu sein scheint."

Wir aber wollen hier Gretas und Hanjos erste Nacht nicht

die letzte gewesen sein lassen. Wir geben ihnen gute Karten. Beide sind taktvoll, einfühlsam, sinnlich, gut in Form. Die wechselseitigen Freundeskreise empfangen Gretas Neuen und Hanjos Neue mit offenen Armen. Nur das Liebespaar selber macht es sich schwer.

Ja, sie ist eine hinreißende Frau, aber daß man ihren weißen Berber im Schlafzimmer nur auf Strümpfen betreten darf und daß sie fünfmal täglich einen Haufen Vitaminpillen schluckt und sich weigert, die Angorakatze aus dem Schlafzimmer zu schmeißen ... also Hanjo ist wirklich nicht so ein Sexist, der auf junge Mädchen steht. Aber wäre Greta, die wunderbare Frau, nur ein bißchen jünger, dann wäre sie bestimmt auch flexibler in manchen Dingen.

„Natürlich", sagt Greta zu ihrer Freundin, „ist mir so ein Mann schon seit Jahren nicht mehr untergekommen. Aber findest du es richtig, daß er abends um elf eine halbe Stunde mit seiner Exfrau telefoniert, während ich daneben sitze? Und warum packt er jedes Mal seine Zahnbürste zu einsfuffzig bei mir aus und am nächsten Morgen wieder ein, obwohl wir doch schon ein halbes Jahr zusammen sind?"

„Fraglos", sagt Hanjo zu seinem Freund, „ist Greta eigentlich eine Frau fürs Leben." Nur ihre Teenager-Kinder gehen ihm gewaltig auf die Nerven. Fragte der eine doch neulich, ob Hanjo (Jahrgang 1963, nach eigener Einschätzung deutlich jünger aussehend) in Woodstock dabei war.

Der Rucksack der persönlichen Vergangenheit ist bei Midlife-Liebenden meist schon arg vollgepackt. Und nun gilt es, klug nur das Notwendigste und Hübscheste daraus hervorzukramen. „Hab ich dir eigentlich schon mal erzählt, wie ich 1988 in Mexiko ein halbes Jahr mit diesem verrückten Maler zusammen war?" Das klingt gut und schick und ist beruhigend lange her. Weniger gern erzählt man von Alfred aus dem Haus nebenan, der einem heute noch pestet mit Abrechnungen eines Leihwagens, in dem man letztes Jahr gemeinsam die Lüneburger Heide durchquerte.

Und trotzdem, allen Hindernissen der Midlife-Liebe zum Trotz: Wunder gibt's halt immer wieder.

Erst gestern morgen fischten Hanjo und Greta die Einladung zur Hochzeit von Aenne und Ludger aus dem Briefkasten. Auch nicht mehr die Jüngsten, die beiden. Mitleid und Neid kungeln sich beim Lesen der Heiratsanzeige. Weiß Ludger (mit dem Greta selber mal kurzfristig was hatte, wovon Hanjo aber noch nichts weiß) – weiß Ludger womöglich nichts von Aennes blindem Glauben an Astrologie? Und hat die smarte Aenne ihre Ansprüche gesenkt, so daß sie die perverse Sammlung aufgespießter Schmetterlinge von Ludger generös übersieht? Oder hat er sie etwa ihr zuliebe abgeschafft? Das wäre dann wohl wahrhaft wahre Liebe. Denkt Greta und gibt Hanjos blöden Kakteen den abgemessenen abgestandenen Schluck Wasser.

Und Hanjo denkt, daß diese Aenne zwar nicht sein Typ ist; immer so hochmütig. Aber vermögend soll sie sein, und ihm steht es ja leider nicht an, Aenne darauf hinzueisen, daß Ludger vor ihr drei Jahre mit dieser Hippie-Tippse zusammen war.

„Wie die Leute so in ihr Unglück rennen …" sinniert Hanjo laut. Und dann bittet er Greta um die fehlende Unterschrift auf dem Vertrag zum gemeinsamen Kauf einer Eigentumswohnung.

2.

Alles über Frauen

Über die grausame Wahrheit

Zu den schrecklichsten Momenten im Leben einer Frau gehört die dringend notwendige Anschaffung eines Badeanzugs im Winter. Bleich, mit Weihnachtsspeck auf den Hüften steht sie im Neonlicht der Kabine und möchte die Frau im Spiegel lieber nicht kennen. Ein Horror, den Männer nicht im geringsten nachvollziehen können. Bißchen Bauch zugelegt? Na, da nimmt er die geräumigen Shorts eben noch eine Nummer größer!

Da fragt man sich manchmal: Wovor graust es dem modernen Mann überhaupt?

Vor einer vollkommen unschuldigen Veranstaltung. Vor dem Mädels-Treffen. Dem Weiber-Klönschnack. Der Ladies Night. Wie auch immer seine Süße den Schnittchen-Abend nennt, zu dem er nicht geladen ist. Freundlich wird ihm erklärt, daß er am Dienstag nächster Woche gerne ausgiebig zum Kegeln, Schafkopfen oder in die lange Museumsnacht gehen könne. Die Frauen hätten da mal was zu besprechen. Was das sein kann, schwant ihm bereits, wenn er nicht rechtzeitig loskommt zu seinem Skatabend, sondern noch mal in die Damenrunde platzt, um seine Frau zu fragen: „Weißt du zufällig, wo meine Autoschlüssel sind?“ Fünf oder zehn geschminkte Münder verstummen sofort, wiewohl draußen vor der Tür noch ein glucksendes Stimmengewirr zu vernehmen war. Mit engelsgleichem Lächeln holt die Frau den Schlüssel aus seiner eigenen Hosentasche und wünscht ihm viel Vergnügen mit seinen Kumpanen. Ein bißchen bedröppelt begibt er sich von dannen und hört beim Weggehen schallendes Gelächter. Über was lachen die da? Ein ungutes Gefühl beschleicht ihn. Wird womöglich sein nicht immer hervorragendes Betragen bei Tisch und im Bett erörtert? Seine neue Badehose? Machen die sich über ihn lustig? Die Antwort heißt: JA.

Über die weibliche Sitte, aus Männern was zu machen

Allen Gründlern in der Psyche des Mannes ist der Pygmalion-Komplex ein Begriff. Selbst wer die Ovidsche Erzählung vom König von Kypros, der sich in das selbstgeschaffene Standbild einer bildschönen Jungfrau verliebte, nie gelesen hat, weiß gewöhnlich Bescheid. Spätestens seit dem Musical „My fair Lady", wo Professor Higgins das äußerlich ordinäre, aber innerlich wertvolle Blumenmädchen Eliza zum Geschöpf seiner Träume zurechtbiegt. Das Musical basiert auf einer Shaw-Komödie, und vom Pygmalion-Effekt sprach man bislang, wenn ein feiner Herr ein ungeschliffenes Mädchen liebend in seine manikürten Hände nahm, um es zu formen nach seinen Wünschen.

Obwohl George Bernard Shaw bis 1950 lebte und auch einen „Wegweiser für die intelligente Frau zu Sozialismus und Kapitalismus" verfaßte, hatte er von Emanzipation noch keine rechte Vorstellung. Sonst hätte er „Pygmalion" so nicht geschrieben!

Vorurteilsfreie Umschau in unseren Tagen bringt nämlich die Symptome der Pygmalionschen Bastelkrankheit am Image des anderen viel häufiger beim weiblichen Geschlecht zum Vorschein. Da es die Wissenschaft bislang versäumte, auf dieses Phänomen einzugehen, müssen wir es hier tun.

„Kannst du mir mal sagen, warum Frauen ihre Männer immer erst total ummodeln, kaum daß es mit den beiden was Festes ist?" So fragte mich kürzlich meine Kollegin Karin auf dem Flur und sandte dem Mitarbeiter Rainer einen vielsagenden Blick nach. „Nicht nur die Haare. Nicht nur das neue Sakko, für das seine Beine viel zu kurz sind. Ich wette, der muß jetzt auch Boxershorts anziehen."

Die Frau hat völlig Recht. Ich meine: Karin.

Die Liebe ist eine Himmelsmacht und scheint auch einen Kosmetiksalon zu unterhalten. Vormalig verschämte Toupetträger werden zu Radical-Chic-Glatzköpfen. Holger mit den linealgezogenen Schnittlauchsträhnen hat jetzt einen strubbeligen Out-of-bed-Look. Der letzte Langhaarträger im Bekanntenkreis begrüßt uns seit seiner schicksalhaften Begegnung mit Silvia als Brit-Popper-Verschnitt. Aus Bartträgern werden Babyfaces, aus Glattrasierten kurz nach dem Zusammenschmeißen der Möbel Vollbartträger.

Besonders hart trifft es die privaten Krankenkassen: Nicht nur, weil junge Liebe oftmals neue Jacketkronen will. Auch Brillenträger verursachen kurz nach Eingehen einer neuen Bindung mit ziemlicher Sicherheit erhöhte Kosten. Wer vorher randlos trug, kriegt jetzt ein schwarzes Wim-Wenders-Gestell oder Kontaktlinsen. Und umgekehrt.

Warum das so ist? Als Motiv ist postume Eifersucht am plausibelsten. Seine alte Liebe hatte ihn mit Cordhosen und Rollkragenpullovern ausgestattet. Da bitten wir doch sehr und verlangen zartgestreifte Hemden als Kontrastprogramm und Liebesbeweis. Hatte er in seiner letzten Beziehung einen Kamelhaarmantel an, so hätten wir jetzt lieber eine ruppige Lederjacke. Und wenn, Ehrenwort, postume Eifersucht nicht unsere Sache ist, dann mag auch sein, daß man in unserem Bekanntenkreis so was grad nicht mehr trägt. Und die Leute sollen schließlich nicht denken, daß unser Neuer so konservativ oder proletarisch ist, wie er aussieht.

Die fast rituelle Einkleidung des neuen Liebhabers ist natürlich, wie die Juristen sagen würden, ein untauglicher Versuch am untauglichen Objekt.

Was man ja eigentlich ändern möchte, sind nicht die Socken, sondern ist der Mann. Beziehungsweise die Einflüsse, denen er vordem hingegeben war. Mitleidige Blicke befreundeter Damen treffen die neue Freundin von Wölfchen: Der trägt selbst auf dem Sektempfang immer noch denselben Kapuzenpulli wie schon vor zehn Jahren auf den Untergrund-Nachwende-Parties im Prenzlauer Berg. Der Mann muß aus Granit sein. Arme Ines. Männer hingegen kriegen beim Anblick von Wölfchens Kutte ein nostalgisches Glitzern in die Augen: So waren sie auch mal. Wo, wann, wie in ihrer Biographie ist der Flanell über sie gekommen?

Männer, die – Mode hin, Mode her – stets Jeans tragen, pflegen sich der eleganten Frau gegenüber am widerborstigsten zu zeigen. Da gelingt es oft nur, und das ist mächtig schick, einen Kaschmir-Blazer als Mäntelchen des Einflusses drüberzuhängen. Andererseits trifft den eingeschworenen Jeansträger der mehrheitliche Wille der Frauen zu einem Mann in Boxershorts am unbequemsten. Denn die modischmännliche U-Hose muß quasi sorgsam gefältelt werden, ehe sie spurlos unter eine Levis 505 passt.

Trotzdem: Ärmer dran sind die in der Wolle gefärbten Konservativen, wenn sie in die Hände einer schicken Frau fallen. Jürgen hat einfach nicht gelernt, sich den Zweimeterschal nonchalant umzuwerfen, ohne die Gläser vom Tisch zu fegen. Joachim tritt immer hinten auf den Saum seiner Oxford-Beulhose, von der seine Freundin sagt, sie müsse aber so lang sein. Christian hat Simones wegen vor vier Jahren seine diskreten Hosenträger abgelegt und findet sich nun Henriettes Begehr gegenüber nach doppelt breiten Haltern und auch noch brüllend rot!

Leider kann man nicht immer sagen, daß die Ummodelung dem Manne bekommt. Bisweilen wirkt das Tuning des Partners auf Außenstehende so, als habe jemand einem Fiat Panda mit Gewalt einen Mercedesstern aufgepappt. Oder einen grundsoliden Volvo mit Tigerplüsch aktualisiert.

Nie wäre jemand, solange Dietmar noch seine wartungsfreien Turnschuhe trug, auf die Idee gekommen, daß er unter Spreiz-Senkfuß und Hallux Walkus litte. Seit ihm Irene (von „Oh Sohle mio“) diese italienischen Stiefeletten schenkte, scharrt er auf jeder Stehparty mit den Füßen wie ein Galopper in der Startmaschine.

Ein anderer Frisch-Liierter, bisher an Maßhemden gewöhnt, dreht seinen Hals in letzter Zeit immer wie eine mißvergnügte Schildkröte, weil seine hinreißende Freundin ihm ein Hemd samt Dreißigerjahre-Propeller aus der teuersten Secondhand-Boutique der Stadt verordnet hat. Und er nun mal so gestrickt ist, daß er im Ultra-Schick aus zweiter Hand eben immer noch Ungeziefer vermutet.

Unter ästhetischen Gesichtspunkten ist es keine Frage, daß die Verschickung von Bertrams Netzhemden ans Rote Kreuz ein richtiger Schritt war. Aber im Leibchen fühlt er sich vor dem Betriebsarzt eigentlich noch viel befangener. Und der Mann, der immer so wirkte, als hätten schon seine Pampers ein Nadelstreifenmuster gehabt, der kommt uns im neonbedruckten Hawaii-Hemd unglücklich vor. Amerikanische Juristen behaupten es ja seit langem: Die Vergewaltigung von Männern durch Frauen ist längst an der Tagesordnung.

Über Frauen, die eigenen oder fremden Männern was Gutes tun wollen

„Bitte“, schrieb mir der Leser Günther B., „können Sie nicht mal anprangern, wie Männer in diesem neuen Lande angezogen werden? Ich meine nicht von den Modeschöpfern, sondern von ihren Frauen …“

Ich gebe zu, daß ich das Ausmaß des männlichen Leidens zunächst nicht erkannte. Wenn Männer in meinem Leben eine Hose brauchten, gingen sie hin und kauften sich eine. Es konnte freilich vorkommen – das gebe ich zu –, daß ich mich weigerte, mit einer besonders abscheulichen Hose zum Brunch meines Flanell-Chefs zu gehen.

Der Leser meinte jedoch etwas anderes und empfahl mir einen Ortstermin in einem großen Bekleidungshaus. Leser-Anregungen immer zugeneigt, begab ich mich also in der Vorweihnachtszeit in die Abteilung HOB (Herrenoberbekleidung) diverser Textilfachgeschäfte.

Ein Paar stolpert von der Rolltreppe, schon naht der Fachverkäufer gemessenen Schrittes und mit elegant zusammengelegten Fingerspitzen vor der Brust: „Sie wünschen?“ Der Mann setzt zum Reden an, obwohl der Verkäufer ihn gar nicht anschaut, sondern die Frau. „Ein Sakko für meinen Mann“, sagt die Frau. „Welche Größe hat er denn?“ erkundigt sich der Verkäufer vertraulich, so als sei nur der Astralleib des Mannes erschienen, während Fleisch und Blut woanders weilten und nicht Auskunft geben könnten. „Größe 46, glaub ich“, sagt die Frau. „Na, dann wollen wir mal sehen“, ermuntert die Fachkraft die Dame, „wenn Sie mir bitte folgen wollen …“ Verkäufer, Frau und, ungebeten, überflüssig, aber stur, der Mann hinterdrein. Der Verkäufer nimmt Jakken vom Ständer, hält sie zur Daumenprobe, „Tweed mit Kaschmiranteil – fühlen Sie mal – hat natürlich seinen Preis", der Frau hin. „Würde gut zu seiner Augenfarbe passen", sinniert die Frau. Schneller Blick des Verkäufers auf die stumme Kleiderpuppe an ihrer Seite: „Tatsächlich! Wollen wir's mal überziehen?" Gesagt, getan. Der Mann wird reingeschlüpft in ein Jackett, in dem er aussieht wie ein Bub, der sich an der Jacke seines dicken Opas vergriffen hat. „Wenn wir's ein bißchen enger machen, wird es ihm bestimmt gut stehen", versichert der Verkäufer. „Ich weiß nicht recht …", zögert die Frau angesichts der Vogelscheuche, mit der sie scheinbar verheiratet ist. „Natürlich müßten wir auch die Ärmel kürzer machen", beeilt sich der Verkäufer zu sagen. „Wissen Sie, Ihr Mann hat nun mal auffallend kurze Arme und ein Bäuchlein, wenn Sie mir die Bemerkung gestatten. Für so eine Figur etwas Modisches zu finden ist nicht so leicht." Die Frau himmelt den akneleidenden jungen Verkäufer an: Er spricht aus, als unabhängiger Schiedsrichter, was sie schon immer dachte und sich nie zu sagen traute. „Ich will aber keinen Tweed, ich will einen Blazer", grummelt eine Stimme. Frau und Verkäufer sehen sich erstaunt um. Kann die Kleiderpuppe sprechen? Soll man das durchgehen lassen? „In diesem Winter trägt man keinen Blazer", sagt der Verkäufer mit schneidender Autorität. „Genau", sagt die Frau und wendet sich widerstrebend dem Mann zu: „Ich möchte, daß du beim Hochzeitstag meiner Schwester so gut aussiehst wie der Doktor von nebenan." – „In diesem Falle, gnädige Frau", erklärt der Verkäufer liebenswürdig, „sollten wir vielleicht doch einen Anzug in Betracht ziehen?" – „Warum eigentlich nicht", überlegt die Frau laut, „bloß, er sträubt sich immer so dagegen." – „Das kenne ich", versichert der Verkäufer, „aber wenn sie's erst mal haben, sind sie ganz zufrieden damit." Und, mit forciertem Lächeln zur Kleiderpuppe:

„Sie können sich gern ein Weilchen auf die Bank da setzen, es gibt auch Kaffee, während ich Ihrer Frau unsere neuen Mohair-Dreiteiler zeige."

Schnitt, Szenenwechsel. Das nächste Paar wird von der Rolltreppe ausgespuckt. Männerkleider sind meist irgendwo im Obergeschoß; da der Mann aber oft schon beim Betreten des Kaufhauses umkehren möchte wegen Gewühl oder schlechter Luft, erreicht er die Abteilung „Herren" oft nur mit einer Mischung aus Polizeigriff und knochenhartem Händchenhalten. Das nächste Paar wird von einer gestandenen Ersten Verkäuferin empfangen: vernünftige Treter für den Stehberuf, wogender Busen unterm Acrylpullover, Zuchtperlenkette umschlungen und Maßband. Eine so erfahrene Kraft fragt erst gar nicht nach der Kleidergröße. Sie hat zu viele Männer erlebt, die ihre Größe mit 44 angeben und de facto 50 brauchen. „Darf ich mal?" sagt sie, mit Blick auf die Frau, und mißt die Weite des Männerhalses einschließlich Adamsapfel. „Bitte mal den Arm ausstrecken", sagt sie beruhigend wie eine Kinderkrankenschwester und nimmt die innere Ärmellänge. „Auch für ihn wird sich bei uns was finden lassen", tröstet sie die Begleiterin. So, ein Wintermantel soll es sein? Da hat sie was Durables in Loden. Die Taschen in Leder! Verschwörerisch neigt sie sich zur einkaufenden Ehefrau: „Scheuert Ihrer auch immer die Taschen durch mit seinen Schlüsselbunden?" Das mitgebrachte Etwas muckt kurz mal auf und murmelt, daß er auf jeden Fall keinen Loden will, weil sein sadistischer Vater Förster war. „Darum geht es doch gar nicht", sagt die Einkäuferin, und zwei Frauenblicke treffen sich auf gleicher Wellenlänge: „Sagen *Sie* ihm doch, daß man jetzt Loden trägt. Mir glaubt er es ja nicht."

Über die letzte Hemmung im Postfeminismus

Nichts Männliches ist uns aufgeklärten, selbstbewußten, bei Bedarf auch charmanten Frauen von heute fremd. Wir können Zündkerzen wechseln, den DVD-Rekorder programmieren, doppelte Whiskys trinken und unanständige Witze erzählen. Wir schwingen unsere Hanteln, Heimwerkergeräte, Herrenjakketts und Steuertabellen so souverän wie jeder Macho. Wir halten unserem männlichen Beifahrer die Tür auf, helfen uns selber in den Mantel, und wenn unser Freund, der arme Poet, im Lokal die Rechnung verlangt, haben wir sie bei einem diskreten Umweg über „Damen“ schon längst bezahlt. Auf Partys und sonstigen Tanzböden sprechen wir mit schöner Selbstverständlichkeit selber die interessantesten Männer an. Oder, wenn die Musik zu laut ist, winken wir einfach mit dem gekrümmten Zeigefinger oder dem unmißverständlichen Kopfschlenker zum Schwofen. Das klappt auch meistens wunderbar, zahlreich sind die Komplimente für dies emanzipierte Verhalten.

Erst recht, wenn wir nach einem getanzten oder verbal betriebenen Flirt nicht allzu lange fackeln und nicht auf die gestammelte Einladung zur Besichtigung seiner Espressomaschine (vormals Briefmarkensammlung) warten. Sondern mit unserer besten Zarah-Leander-Stimme selber fragen: „Gehen wir zu mir oder zu dir?“

Das alles können wir und noch viel mehr. Es gibt, wie ich lange dachte, überhaupt nichts mehr, was Mädchen und Frauen nicht können – außer vielleicht an Weitpinkelwettbewerben teilnehmen. Aber da moderne Mütter seit dem Jahr 1968, dem Beginn der neuen Zeitrechnung zwischen den Geschlechtern, ihre kleinen Jungen sowieso zum Wasserlassen im Sitzen erziehen (beseitigt Sexismus, verhindert den Penisneid der kleinen Schwester und spart Putzen), ist auch das bald kein Thema mehr.

Nur das Eine können Frauen einfach nicht. Nicht ums Verrecken. Sie bringen es nicht fertig, einen Mann zuerst anzurufen. Einen Mann, den sie irgendwo getroffen und vielversprechend gefunden haben. Diesen Mann, der zum Abschied so bedeutungsvoll geguckt und gesagt hat: Wir müssen uns bald wiedersehen. Sie haben Telefonnummern getauscht. Und nun ruft dieser Scheißkerl nicht an.

Frauen steuern heute Traktoren und Mondfähren und Aktienkurse. Aber das Recht auf den ersten Anruf haben sie bei aller Gleichberechtigung nie gewollt – vielleicht, weil es ihnen nie einer streitig gemacht hat. Ein neuer Mann, der verspricht anzurufen und es nicht innerhalb einer Woche tut – selbst die wortgewandteste Feministin wittert dahinter nur Verrat. Ablehnung, Durchgefallen. Und sie wird sich hüten, diesem Chauvinistenschwein eine Brücke zu bauen. Indem sie einfach zuerst anruft ... Es ist dies der weiße Fleck auf der Seelenlandschaft der emanzipierten Frau. Die letzte Enklave von Biedermeier und fünfziger Jahre. Daß der Mann die Telefonnummer verlegt, Minderwertigkeitskomplexe gekriegt, durch höhere Umstände verhindert sein könnte – keine Frau glaubt es.

Frauen glauben alles mögliche. Sie glauben an Horoskope, Anti-Faltencremes, Intuition und Liebe. Nur an die Möglichkeit, daß frau einen Mann zuerst anrufen kann, ohne sein Gesicht zu verlieren, daran glaubt fast keine.

Es ist eine der tiefsten und zugleich alltäglichsten Demütigungen für den Dornröschen-Typ wie für die „Emma“-Stammleserin: Er ruft nicht an.

Er ruft einfach nicht an, obwohl er's doch versprochen hatte. Sie geht nicht mal mehr zum Zigarettenautomaten, ohne zuvor ihren Anrufbeantworter einzuschalten. Sie hechtet pitschnaß unter der Dusche hervor, im Auge tränt Shampoo – weil es ja *Er* sein könnte, den sie nicht anzurufen wagt.

Kann gut sein, sagt sie sich, daß sie ihn bei seiner zweiten Begegnung sowieso zum Kotzen fände. Aber diese Chance zur Ablehnung hat er ihr verdammtnochmal zu geben. Indem er anruft und um eine Wiederbegegnung bittet. Riefe sie ihn von sich aus an – das sähe ja so aus, als wollte sie was von ihm.

Will sie ja auch. Und wenn's nur das eingeübte Verhalten der Karrierefrau ist, keine schwebenden Vorgänge zu dulden. Entweder wird ein neuer Ordner angelegt, oder die Akte wird geschlossen ... Nein, nein, das hat nichts mit ihrer prähistorischen Erziehung zu tun; nichts mit Mutters Sprüchen von wegen „Nur wer sich rar macht, ist begehrt". Nichts mit Papas eifersüchtigen Wunschvorstellungen, der schon im Zahnspangenalter der einzigen Tochter gedroht hatte, er werde die wetteifernden Verehrer dermaleinst mit dem Gartenschlauch unter ihrem Fenster wegspülen.

Die moderne Frau, makelloses Gebiß, eigene Wohnung, eigenes Einkommen, blickt aus dem Fenster, und da unten ist kein Gedränge. Das Telefon bleibt stumm. Sauerei!

Über Diäten und Lügen

Kaum ist der Christbaum rausgeschmissen, kommt für viele Frauen unweigerlich der D-Day. Nämlich die Alle-Jahre-wieder-Diät, um die Weihnachtsgans und den Silvester-Karpfen sowie die fettigen Berliner wegzuradieren von den Hüften. Für Single-Frauen ist das kein Problem – es braucht nur Willenskraft. Für Frauen, die neben dem Bett auch noch den Tisch mit einem Mann teilen, wird es zur teils herben Beziehungsprobe.

Es ist eine Infamie der Natur und der Psyche, daß Männer langsamer zunehmen, schneller abnehmen und ein bißchen Hüftgold sie außerdem weniger stört als Frauen.

Selten sind deshalb die Partnerschaften, in denen der Mann fröhlich einstimmt in sechs Wochen Knäckebrot, Karottenraspel und Mineralwasser. Eher sucht der Mann mit knurrendem Magen nach Listen, um der gesunden Unterernährung ein Schnippchen zu schlagen.

Der liebende Mann vertilgt seine Extra-Kalorien diskret in der Kantine oder auf dem Heimweg von der Arbeit bei einem Boxenstopp am Currywurst-Stand mit einer Doppelportion Pommes. Rohere Gemüter erklären, mit dem Karnickelfutter auf dem Teller kriegten sie Schwächeanfälle im Büro, und bringen sich zum salatigen Abendbrot ungerührt einen Räucheraal oder Eisbein mit.

Andere versuchen sich als Saboteure und bringen ihrer Frau während der Diät einen dicken Pralinenkasten mit (was sie sonst selten tun) und schmeicheln: „Einmal ist keinmal".

Am liebenswertesten bleiben die Lügner, die ihrer Frau den

Schmalhans-Speisezettel ausreden mit Komplimenten wie „Nein, du hast nicht zugenommen“ oder „Die paar Pfündchen stehen dir einfach phantastisch“.

Über Frauen und Ikea

An jeder Ikea-Kasse kann man es beobachten: Die Einkaufswagen der Männer sind voller massiger Pakete, aus denen mal ein Werkstattregal oder eine kantige Phonobank werden soll. Die der Frauen quellen über vor lauter bunten Servietten, Vasen, Stöffchen und Lämpchen.

Die Empfindung, wann eine Wohnung zu vollgestopft ist mit Nippes oder eher zu unterkühlt wie eine Schaufenster-Einrichtung, differiert bei den meisten Paaren dramatisch.

Höchst selten sind Männer, die ständig mit Duftkerzen, Trockenblumen-Gestecken, Emaille-Döschen oder Bilderrähmchen nach Hause kommen.

Ebenso rar die Frauen, die einen geschliffenen Betonfußboden (sehr angesagt) mit zwei kargen Liegen aus Leder und Chrom wirklich als heimelig empfinden, wenn sie bei dem Mann ihres Herzens einziehen.

Flugs tun sie da ein paar Sofakissen, einen Teppich und eine flauschige Decke drauf und schaffen ein paar Topfpflanzen mit Designer-Übertöpfen an.

Es sind gemeinhin eher Frauen, die dekorative Verhüller für Kleenex-Schachteln, Einbände für Telefonbücher, Klobürsten in Chromgehäusen anschaffen. Es sind für gewöhnlich eher Männer, die solche Anschaffungen nur staunend oder um des lieben Friedens willen dulden. Sie würden das Haushaltsgeld lieber für einen Küchenmixer mit acht Stufen ausgeben.

Dafür gibt es eine wissenschaftliche Erklärung: Frauen sind eben naturverbundener. Denn Horror vacui, die Scheu vor der Leere, ist nach dem griechischen Philosophen Aristoteles das

Bemühen der Natur, jeden Raum aufzufüllen. Gärtnernden Frauen ist das durchaus bekannt vom Unkrautjäten. Es trifft aber leider auch für Wildwuchs im Wohnzimmer zu.

Über den perfekten Mann

Was ein Mann können muß? Diese Frage war von der Steinzeit bis vorgestern (in etwa bis Ende des Ersten Weltkriegs) leicht zu beantworten: Na, vor allen Dingen sollte er seine und gegebenenfalls auch noch ein paar andere Frauen ernähren können. Auch sollte er eine gute Figur auf dem Kriegspfad bzw. in Uniform machen. Treu hatte er zu sein – dem Vaterland, dem Vorgesetzten, dem Freund; nicht unbedingt der Frau. Und schließlich mußte er seine Zeugungsfähigkeit unter Beweis stellen. Dann galt er als erwachsen.

Aber was muß ein Mann heutzutage können, um geliebt, geachtet, stolz im Freundeskreis präsentiert zu werden? Wann ist ein Mann erwachsen? Abgesehen davon, daß viele Männer dies zum Leidwesen der Frauen (hier nicht: Mütter) gar nicht für erstrebenswert halten, sondern glauben, der Ewige Junge habe erotisch noch Hochkonjunktur. Für diese Zeiterscheinung gibt's bereits die griffige Schublade vom Peter-Pan-Syndrom. Das soll uns hier momentan aber nicht beschäftigen, weil es auch die meisten Frauen nur klinisch interessiert und weiß Gott nicht am eigenen Leibe. Damit auch Männer nach anstrengenden Ausflügen in die oftmals unergiebigen Macho- und Softie-Rollen endlich wieder wissen, woran sie sind: Hier zehn Gebote mit Anhang für den Mann, der auch morgen noch Objekt der Begierde sein möchte. Ohne Gewähr und selbstverständlich unvollständig.

- Er soll nicht die große Liebe schwören, wenn er nur eine kleine im Sinn hat.
- Er soll im Lokal ein mißratenes Gericht zurückgehen lassen können, ohne laut zu werden oder vorher mehr als die Hälfte aufgefressen zu haben.

- Er soll nicht von Sport reden, wenn er nur TV-Fußball meint.
- Er soll nicht Mitglied bei Greenpeace sein und beim Anblick einer Hausmaus durchdrehen.
- Er soll schwache Momente im Bett nicht mit seinem bösen Chef entschuldigen und schwache Leistungen im Büro nicht mit der bösen Freundin.
- Er soll nicht so tun, als ob er die Frauen verstünde.
- Er soll überhaupt nicht so tun, als ob.
- Er soll nicht über getunte Autos fachsimpeln, wenn er im Ernstfall nicht mal einen Reifen wechseln kann.
- Er soll zum Muttertag/Hochzeitstag/Belagerungszustand weder rosa Nelken mit Spargelkraut noch Baccara-Rosen anschleppen.
- Er soll nicht Experte für Mietrecht, Pädagogik oder Steuern sein und die alltäglichen Verhandlungen mit Vermietern, Lehrern, dem Finanzamt seiner Allerliebsten überlassen, die er zu diesem Behufe zwar mit ausgeklügelten Spickzetteln versieht, welche aber von Aug zu Aug nichts taugen.
- Er soll keine Affären eingehen, solange er schwer selbstverliebt ist.
- Er soll Familienfeste oder Partys bei *ihren* Freunden gutgelaunt ertragen können oder von vornherein wegbleiben, ohne die Last der Entschuldigung auf seine Partnerin abzuwälzen.
- Er soll nicht von seiner Liebe zum Job sprechen, wenn er Macht oder Geld meint.
- Er soll nicht den Revoluzzer machen und vor seinem Chef und/oder gewissen In-People katzbuckeln.
- Er soll nicht Gesundheitsvorträge in seinem Freundeskreis halten, bloß weil der Arzt ihm vorläufig Alkohol verboten hat oder er seit gestern joggt.
- Er soll sich nicht so wichtig nehmen.

- Er soll die Frauen lieben. Doch den Spruch, daß Frauen die besseren Menschen sind, lieber unterdrücken, wenn es darum geht, die Betten frisch zu beziehen oder die Kotze vom Kind wegzuwischen.
- Er soll unter Gleichberechtigung nicht verstehen, daß er den neuen CD-Plattenspieler anschafft und sie das Geburtstagsgeschenk für Tante Mimi.
- Er soll nicht immer nur dann mehr „Nähe“ wünschen, wenn's ihm schlecht geht, und weniger „Nähe“, wenn ihm die übrige Welt grad zu Füßen liegt.

3.
Männer!

Über das Schweigen der Männer

Daß Männer das schweigsame Geschlecht sind, ist hinlänglich bekannt. Man braucht dazu noch nicht einmal die üppige psychologische Fachliteratur studiert zu haben – es genügt, sich in den eigenen vier Wänden umzuhören. Was hören wir da auf die wichtigen Fragen „Möchtest du ein wachsweiches Ei zum Frühstück?/Liebst du mich eigentlich noch?/Hast du das Altpapier schon rausgebracht?“? – Wir hören bestenfalls ein „Hm“.

Frauen hingegen würden entsprechende Fragen mit rhetorischem Schwung beantworten: „Ja, ein gekochtes Ei hätte ich zu gern – aber bitte genau dreieinhalb Minuten, du weißt doch, daß ich festeres Eiweiß nicht so gut vertrage, und Amelie und mein Arzt meinen auch ...“ und so weiter, mindestens drei Minuten lang.

Wenn Männer schweigen – was wollen sie uns damit sagen? Ich werde es Ihnen übersetzen.

Männer, die beim Frühstück schweigen, wollen damit sagen: Am liebsten wär ich gar nicht aufgestanden – außerdem möchte ich lieber den Leitartikel lesen, als von den Seelennöten deiner Freundin hören.

Männer, die beim Abendessen schweigen, stellen uns damit eine spannende Multiple-Choice- Aufgabe: War (a) das Essen so schlecht, daß es ihm die Sprache verschlug? (b) ein unangenehmer Brief vom Finanzamt in seiner Post? (c) sein Chef am Vormittag so mißmutig, daß es abfärbte?

Männer, die auf die Frage nach einem Geburtstagswunsch verstockt schweigen, wollen damit ausdrücken: Eigentlich möchte ich kein Jahr älter werden. Und vor allem möchte ich keinen gelben Pullunder oder eine bunte Krawatte von meiner Frau im Versuch, mich jünger zu machen, als ich leider bin.

Bei Männern, die im Bett beharrlich schweigen, hat man es entweder mit einem kalten Fisch zu tun. Oder mit einem Lernwilligen der feinen Lebensart, der den Spruch „Der Gentleman genießt und schweigt“ irgendwie falsch verstanden hat.

Über die Fragen des Lebens

Es gibt gewisse Fragen, die kein Mann gern hört. Nicht nur die superweibliche Standardfrage: „Liebst du mich noch?“ Die hört kein Mann gern, weil ein „Nein“ zur Katstrophe führen würde, ein „Ich weiß nicht so genau“ ebenfalls ein mittleres Beziehungsbeben zur Folge hätte und selbst ein kurzes, bündiges „Ja“ als Antwort in solchen Fällen unerwünscht ist. Denn hinter der Frage steckt eine Erwartungshaltung: Es soll jetzt aus dem Stegreif eine ausführliche Liebeserklärung her! Eine Sache, die den meisten Männern schon im Taumel der ersten Begierde schwerfällt und nach ein paar Jährchen Alltags-Erosion erst recht.

Aber auch ganz sachliche Fragen vermögen, Männern die Laune zu verderben. Etwa die unschuldige Bitte um Auskunft einer Frau, die grad die Waschmaschine belädt und sich wundert: „Wann hast du zuletzt deine Socken gewechselt?“ Oder, abends im Bett, die fürsorgliche Erkundigung: „Soll ich schon mal den Dimmer einschalten oder hattest du heute wieder einen anstrengenden Tag?“ – Ja, was will die Frau eigentlich von ihm? Jeder Tag ist schließlich anstrengend für ihn!

Auch Fragen von Außenstehenden können einem Mann gründlich die Stimmung verhageln. Wenn zum Beispiel sein Friseur wissen will: „Soll ich den kleinen Rest auch noch wegrasieren oder wollen Sie es quergekämmt?“ – Also früher hatten Friseure mehr Seele!

Schlecht kommt es auch an, wenn der Mechaniker in der Kfz-Werkstatt nach der Inspektion seines Augapfels fragt: „Wird das Auto hauptsächlich von einer Frau gefahren?“

Oder wenn sein Chef ihm die rhetorische Frage unterbreitet: „Es macht Ihnen doch sicher nichts aus, Ihren Firmenparkplatz zugunsten einer schwangeren Mitarbeiterin aufzugeben?" – Nö, natürlich nicht, man muß ja heutzutage als Mann emanzipiert sein. Aber insgeheim ist unser Mann überzeugt, daß die blöde Müller-Thurnheim bloß ein Kind kriegt, um ihm seinen geliebten Parkplatz wegzunehmen.

Über die Schuldfrage

Warum führen sich Männer eigentlich auf, als fiele ihnen ein Zacken aus der Krone, wenn sie drei kleine, wichtige Wörter sagen sollen? Nein, wir meinen ausnahmsweise nicht den offenbar für Männer sehr schwierig auszusprechenden Satz „Ich liebe dich". Wir meinen heute den zweitwichtigsten Satz für eine harmonische Beziehung. Der lautet: „Tut mir leid!"

Der Mann hat den Deckel der Suppenterrine vom Erbgeschirr zerbrochen, an dem die Frau sehr hängt. Kann er einfach sagen: „Liebling, das tut mir furchtbar leid"? Nein, kann er nicht. 90 von 100 Männern kleiden ein solches Mißgeschick lieber in die Worte „Das blöde Ding hatte sowieso schon einen unsichtbaren Sprung!" oder „Wer stellt eigentlich die Sachen immer so unübersichtlich in den Schrank?".

Er kommt viel zu spät zu einer wichtigen Verabredung. Benzin war mitten auf der Autobahn alle. Sagt er: „Ich Trottel hab guten Jazz im Autoradio gehört und nicht auf die Benzinuhr geschaut"? Mitnichten. Gereizt beschuldigt er die Frau, an dem Malheur schuld zu sein – weil sie in ihrem Sicherheitsdenken was gegen Reservekanister im Auto hat.

Er hat beim Rasieren versehentlich ihr Lieblingsparfum vom Waschtisch gefegt? Er hat sich schwungvoll auf die Tischkante – und auf ihre heißgeliebte Designer-Sonnenbrille gesetzt? Tut es ihm leid? Mag sein. Aber höchstens insgeheim. Vernehmbar wird er brummeln: „Daß Frauen ihren Krempel auch überall rumliegen lassen!"

Es ist nicht auszuschließen, daß unser Mann eine Woche später mit einem Ersatzparfum oder der nachgekauften

Brille ankommt … nonchalant natürlich, nicht reumütig. Darüber freuen sich Frauen sehr – aber noch besser wär's, wenn es obendrein eine klitzekleine Entschuldigung gegeben hätte.

Über Männer, die vergessen können

Männer haben die Gabe, Frauen zu verblüffen. Leider nicht nur mit plötzlich dargebotenen Rosensträußen, sondern auch mit merkwürdigem Gebaren. Zu den typisch männlichen Verhaltensweisen gehört die Verdrängung. Berühmt seit Sigmund Freud. Bei den meisten Männern funktioniert die Verdängung wie ein Kippschalter: Unangenehme Dinge werden einfach ausgeknipst aus dem Gedächtnis.

Seine Exfrau hat angerufen um zu sagen, sie käme heute nachmittag vorbei, um die Hockeyschläger für die Kinder oder die Steuerpapiere abzuholen. Wären wir am Telefon gewesen, lägen diese Dinge punkt vier Uhr parat. Wir waren aber grad unter der Dusche und so hat der Mann den Anruf entgegengenommen – und unverzüglich ausradiert aus seinem Kurzzeitgedächtnis. Begegnungen mit seiner Ex sind immer mühsam, also merkt er sie sich erst gar nicht. A propos unangenehme Begegnungen: Unser Zahnarzt hat Erfahrung. Wenn der Mann einen Termin abgemacht hat, ruft die Helferin mit Flötenstimme zwei Stunden vorher noch mal an, um an die schmerzliche Sitzung zu erinnern. Bei weiblicher Kundschaft macht sie das nicht.

Wenn ein Mann einen Brief verschusselt hat, kann man Gift drauf nehmen, daß es nicht die Einladung zum Treffen seiner Motorrad-Brüder war. Sondern eher die Mahnung vom Finanzamt.

Das selektive Gedächtnis der Männer ist beneidenswert. Es erspart ihnen Magenschmerzen und schlaflose Nächte. Denn es funktioniert im Falle drohender Unannehmlichkeiten wie die berühmte Operetten-Arie: „Glücklich ist, wer vergißt, was doch nicht zu ändern ist …“

Über das, was Männer gerne wüßten

Wie Ihnen jedermann bestätigen wird, finden Männer Klatsch und Tratsch einfach ätzend. Moralisch minderwertig. Sie kaufen keine entsprechenden Zeitschriften und setzen am Kaffeeautomaten im Büro ein hochmütiges Gesicht auf, wenn dort mal wieder zwei Kolleginnen die Ehe des gemeinsamen Vorgesetzten oder auch nur dessen Socken diskutieren. Wenn Elsa, die beste (und gesprächigste) Freundin der Frau, zu Besuch kommt, sucht der Mann das Weite mit der hinterfotzigen kleinen Bemerkung: „Damit ihr ungestört plaudern könnt." Doch kaum hat Elsa die Wohnung verlassen, will der Mann wissen: „Sind Sven und Elsa jetzt eigentlich wieder zusammen? Und hat ihr Sohn endlich den Führerschein bestanden?"

Die vornehme männliche Verachtung von Klatsch und Tratsch hat blinde Stellen, wie wir alle wissen. Sie läßt außer acht, daß der Gossip-Olymp der Indiskretionen noch immer von einem Mann besetzt gehalten wird (Michael Graeter alias Baby Schimmerlos in Kir Royal). Sie vergißt Rolf Seelmann-Eggebrecht, der uns das Schaurige und das Schöne aus Europas Königshäusern so packend nahebringt, als sei's ein Stück aus der Sozialbauwohnung nebenan. Und sie vergißt vor allem den Friseur. Aber dessen unterhaltsame Geschichten sind in Männeraugen so was wie eine Berufskrankheit.

Es ist einfach so: Männer halten Klatsch für feminin oder schwul. Sie selber möchten sich mit so was den Mund nicht schmutzig machen. Aber wissen wollen sie es schon. Und zwar genau: Ob Ralf sein Krawattengeschäft verkaufen mußte, weil die Ex zu hohe Unterhaltsforderungen stellte. Ob es stimmt, daß Mike schon seit zwei Monaten mit der Miete in

Rückstand ist/seinen Job verloren hat/einen Ferrari bestellt hat. Der Mann hat da – ganz wider Willen – so was läuten hören. Und seine Frau, die ja zu seinem Leidwesen nix gegen Klatsch hat, soll ihm das jetzt gefälligst ausführlich erzählen!

Über Männer, denen das Beste gerade gut genug ist

Jeder Mensch ist eine Insel und Männer sind sowieso einzigartig. Oder vielleicht doch nicht? Selbstverständlich sind nicht alle Herzbuben baugleich, doch nach einem längeren Liebesleben stellen Frauen fest, daß das Konsumverhalten ihrer Männer verblüffend vorhersehbar ist.

Männer sind entweder Schnäppchenjäger oder High-Ender.

Sie kennen diesen Fachbegriff aus dem Marketing nicht? Ziemlich sicher kennen Sie aber den Typ, der damit gemeint ist: Der High-Ender ist der Mann, bei dessen Auftauchen die Verkäufer frohlocken. Weil sie dem Flachlandtiroler mühelos ein Fahrrad mit 24 Gängen aufschwatzen können. Oder eine Club-taugliche Stereoanlage für seine Dreizimmerwohnung. Einen Karbon-Schläger mit Wimbledon-Prüfsiegel für den ersten Tenniskurs. Eine Aufschnittmaschine zu 2000 Euro für einen Zweipersonenhaushalt. Einen Akkuschrauber, mit dem man den Eiffelturm neu verschrauben könnte. Ein Teleobjektiv, so lang und dick wie sein Oberarm – obwohl unser Mann kein Paparazzo ist, sondern bloß ab und an seine Kinder oder ein Rotkehlchen fotografiert. Kurzum: Der High-Ender ist der überwiegend männliche Kunde, für den nur das Beste gut genug ist. Er ist aber nicht zu verwechseln mit einem Protz oder Verschwender: So mancher High-Ender ist durchaus in der Lage, sich von Currywurst zu ernähren und mit Aldi-Rasierwasser zu parfumieren – sein Handy jedoch muß mit allen allerneusten Schikanen ausgestattet sein. Auch wenn er auf der Piste wenig mehr als einen Stemmbogen vorzeigen kann, braucht er sündhaft teure Skier. Weil er glaubt, damit urplötzlich wedeln zu können. Die männliche

Leidenschaft fürs Ultimative gehorcht meist nicht dem persönlichen Geschmack, sondern den verschwurbelten Techno-Phantasien von Auto- und Gerätetestern. Und dagegen sind Frauen immun.

Über Überstunden

„Schatz, ich muß noch ein bißchen arbeiten“, sagen viele treusorgende Familienväter, viele WG-Lovers abends oder am Wochenende zur Erklärung, wieso sie jetzt nicht kuscheln wollen, nicht ins Kino und nicht mit zur Party beim Nachbarn.

„Liebling, ich muß noch ein bißchen arbeiten“ wird als Entschuldigung für einen Feierabend allein von den meisten Frauen willig akzeptiert. Insgeheim hoffen sie, der Mann widme sich endlich einmal seiner überfälligen Doktorarbeit, Steuererklärung oder dem Stellenangebotsteil der großen Tageszeitung.

„Honey, ich muß noch mal an den Schreibtisch“ ist eine Absetz-Taktik, die viel besser ankommt als ein lahmes „Ich bin müde“ oder ein forsches „Ich wollte mich heute abend lieber meiner Schallplattensammlung widmen“.

Keusche Wunschträume beflügeln die Frau, während sie allein im Schlafzimmer fernsieht, mit einer Freundin ins Kino geht oder bei den Nachbarn Rommé spielt: Sie fühlt sich als Bilderbuch-Partnerin: gibt ihrem Mann all die Freiräume, die er braucht, damit er endlich seine Promotion abschließt, eine Steuerrückzahlung erzwingt (von der man sich diesen sagenhaften Kühlschrank kaufen wird), einen besser bezahlten Job kriegt.

Gegen Mitternacht denkt die Frau, ihr pflichtbewußter Mann sollte sich vielleicht doch nicht allzu sehr verausgaben, bloß damit die nächsten Ferien auf Bali statt auf Borkum stattfinden können. Sie naht auf leisen Hausschuh-Sohlen mit einer Tasse Tee … der überraschte Mann kriegt einen roten Kopf und drückt hektisch Tasten. Nicht schnell genug, um seine

Arbeitsspuren zu verwischen: Die Krimi-Besprechungen bei Amazon. Die Plaudergruppe für Leica- oder Motorradbesitzer. Oder der Bildschirm flimmert und der Mann regt sich nicht. Er ist vor dem Computer vor Müdigkeit eingeschlafen über lauter Listen. Darauf hat er im Minutenabstand die Gebote bei e-bay für eine Märklin-Lok Baujahr 1965 notiert.

Über den häuslichen GAU

Die Vorhänge sind zugezogen, das Telefon ist ausgestöpselt, die Flurklingel durch ein Tempotaschentuch unterm Klöppel gedämpft und der Wellensittich ruhiggestellt mittels einer über den Käfig geworfenen Decke. Was geht vor im Hause Hildebrand? Der Mann ist krank. Die Kinder schleppen in Stafette Eisbeutel und Heizkissen, kalte Wadenwickel und heiße Honigmilch, die Dame des Hauses geht auf Strumpfsocken und Zehenspitzen. Herr Hildebrand will nur noch sterben, so krank ist er. Was heißt krank? Schwerkrank, todkrank, in den Fängen der Pein. Mit anderen Worten: Er hat Schnupfen und erhöhte Temperatur. Eine solch billige Diagnose freilich läßt den Schmerzensmann mit dem Kissen überm Kopf hochfahren und Protest krächzen: Von wegen fieberhafte Erkältung! Einen grippalen Infekt hat er, einen tückischen Virus, dazu Migräne, vielleicht auch Masern, Mumps, Malaria, wer weiß, was noch kommt, und wenn er erst im Spital mit dem Tode ringt, wird es der Familie schon noch leid tun, ihn so respektlos als Allerwelts-Vergrippten abgetan zu haben.

Unser Mann leidet, aber er tut dies heroisch. Er verbietet seinen Lieben so streng, wie man das röchelnd hinkriegen kann, einen Arzt zu rufen. Er ist doch keine Memme! Mit ein bißchen Kooperation seitens der Familie wird diese Blutvergiftung, dieser drohende Wundstarrkrampf (Frau Hildebrand nennt es heimlich bei sich einen Insektenstich) allmählich auch zu heilen sein. Und ein bißchen Rücksichtnahme ist doch wohl nicht zu viel verlangt … Erstaunlich übrigens, wie so ein Schwerkranker losbrüllen kann, falls ein trällerndes Kind versehentlich die Tür ins Schloß fallen läßt oder zu laut Radio hört.

Der tyrannische Kranke ist nicht zu verwechseln mit dem eingebildeten Kranken. Der Hypochonder hat nichts und trotzdem Angst und liebt es, Ärzte aufzusuchen – und sei es auch nur, um sie hinterher als Nichtskönner zu bezeichnen, weil sie bei ihm keine aparten Leiden diagnostizieren wollen. Der kranke Mann wie deiner und meiner hingegen hat ein reales Wehwehchen, welches er zu einem GAU hochstilisiert und sich aus gutem Grund medizinischen Beistand verbittet. Will er etwa aus berufenem Munde hören, daß seine Lebensmittelvergiftung mit Salmonellen-Ruhr bloß ein verdorbener Magen ist? Sein dramatischer Bandscheibenvorfall nur ein hundsordinärer Hexenschuß? Die Lungenentzündung an der Schwelle zur Tuberkulose nichts weiter als ein bißchen Raucherhusten? Nein, das will unser Mann nicht hören, denn womöglich werfen sie ihn dann aus der aufopfernden häuslichen Pflegeversicherung.

Er mißt nicht die Temperatur, weil er sich und seiner Umwelt lieber einredet, mindestens 40 Grad hoch zu fiebern statt nur schlappe 37,9, die das Thermometer anzeigt. Und wenn sich der schniefende Naturbursche mit Händen und Füßen wehrt, eine erprobte Arznei einzunehmen, dann steckt hinter diesem Spartanertum vielleicht nur das Wissen, daß die Pillen sich nicht mit Alkohol vertragen. Wo doch manche Grippe erst durch Grog so richtig schön wird.

Nicht alle leidenden Männer bleiben übrigens mit ihrer Krankheit diskret zu Hause. Manche, besonders Singles und solche mit berufstätigen Frauen und respektlosen Teenager-Kindern, breiten ihr Martyrium lieber im Büro aus, wo das Publikum größer und dankbarer ist für die ausführlichen Schilderungen der Höllenpein, welche Weisheitszahn oder Gerstenkorn verursachen. Im Büro leiden manche lieber leise, ganz auf ihr geschmerztes Mienenspiel vertrauend und einen sparsam eingesetzten Seufzer. Andere erzwingen die gebührende Anteilnahme mal hustend, mal humpelnd, mal niesend, mal in Gips. Sich und die Kollegen mit saurem Aufstoßen plagend, dabei Vorträge haltend über die verweichlichte Jugend, die so wenig leistungsbereit ist und sich schon wegen eines durchgebrochenen Blinddarms ins Bett legt.

Über schöne Männer

Schöne Männer. Noch viel weniger als schönen Frauen traut man ihnen Treue, Edelmut oder eine abgeschlossene Ausbildung zu.

Schöne Frauen dürfen sich ihrer Attraktivität bewußt sein. Sie sollen es sogar, wollen sie nicht als Heuchlerinnen und falsche Luder gelten. Schöne Männer müssen immer so tun, als wüßten sie gar nicht, wovon die Rede ist. Und selbstverständlich reden wir, innerlich wegschwimmend auf der kristallblauen Iris, den Praliné-Sümpfen seiner Augen mit diesen Wimpern, die keine Mascara-Bürste brauchen... also, wir reden von seinem Wissen, seinem Fleiß, seinem guten Charakter. Wir streicheln seine Sammethaut und sprechen über Mehrwertsteuer. Sonst wird er uns womöglich verlegen, und das können wir heute abend am wenigsten gebrauchen. Die bewährte alte Casanova-Falle, wonach man den Klugen sagen muß, daß sie schön sind, den Schönen aber, daß sie klug sind ... sie klappt bei Männern noch besser als bei Frauen.

Schöne Frauen, die sich schön anziehen, sind okay. Sie haben Geschmack und bekennen sich zu ihrer Identität. Schöne Männer, die mehr als zwei lange Samstage und ein halbes Monatsgehalt pro Jahr für ihre Garderobe ausgeben, sind dem germanischen Ethos verdächtig. Maßkleidung zum Beispiel ist hierzulande ein Mittel zur notdürftigen Bauchweiten-Retusche von Problemkörpern, wie sie gehäuft bei Politikern und anderen Führungspersonen auftreten. Aber schöne Kleider an schönen Männern – da schreien wir gleich: Narziß! Zuhälter! Boutiquen-Stenz!

Ja, auch diese bekömmlichen Leinenjacketts, zerknittert, sündhaft teuer und italienischer Bauart, über den gebräunten Unterarmen hochgekrempelt, als führe der Träger allmorgendlich zur See statt in die Amtsstube – sie täuschen keine Landpomeranze mehr. Ein schöner Mann, der sich dazu noch schön und teuer anzieht? Die kluge Else läßt ihn fallen wie eine heiße Kartoffel. Denn zu schöne Männer sind bekanntlich dumm. Schöne Frauen gelten ebenfalls als dumm, doch hält der Volksmund ihnen zumindest zugute, daß sie gut im Bett sind. Dieser Aberglauben-Bonus wird Männern nicht zuteil. Haben wir doch immer den Verdacht, daß schöne Männer entweder heimlich oder unheimlich schwul sind.

Richtig schöne Männer – sagen wir mal: George Clooney (obwohl der ja sehr klein sein soll), Thomas Gottschalk, Hugh Grant und zwei oder drei meiner Kollegen – müssen sich außerdem mit einer Menge Nebenbuhler herumschlagen, die sich für schön halten, obwohl sie es nie waren und nie sein werden. Und die verderben das Image der schönen Männer. Haben oft nur eine Jacketkrone, ein Kettchen oder eine Fönfrisur mit ihrem Idol gemeinsam und führen sich auf wie Mick Jagger.

Wenn Frauen sich für schön halten, stimmt es meistens. Sie haben aufgrund ihrer Sozialisation eine jahrelange Materialprüfung durchlaufen – von der Prinzessinnenrolle im Kindergarten bis zu den unwägbaren Vorteilchen bei der Jobsuche. Buben fehlt dieser Schliff der Selbsterkenntnis. Auch in den modernsten, auf Nivellierung der Geschlechterrollen bedachten Erziehungssystemen achtet niemand wirklich drauf, ob Hänschen in Strumpfhosen eine gute Figur macht. Hauptsache, er hat seine Babypuppe lieb.

Erst voll erblüht muß sich der naturschöne Mann den schlimmsten Eignungstests unterwerfen, und dabei lauern alle drauf, daß er sich blamiert. Im Gegensatz zu seinem schütteren Cousin mit dem Karnickelgebiß kann er es keinem recht machen: Umsorgt er höflich die Frauen, feuergebend, türenaufhaltend, mäntelschlupfend – dem Schönen wird's nicht als Höflichkeit, sondern als Leimrute ausgelegt. Gibt er kein Feuer, öffnet keine Tür, hilft nicht in den Mantel, so ist er ein in Selbstbespiegelung versunkener eitler Pfau und Stoffel, während man die gleiche Verhaltensweise seinem muffigen Bruder als Geistesabwesenheit eines Dichters und Denkers auslegen würde.

Schöne Männer haben's wirklich nicht leicht, obwohl die Nachfrage dramatisch steigt. Sie sind längst ein Statussymbol der Yuppie-Frauen geworden. Einen BMW kann sich schließlich jede erarbeiten, eine Night-on-the-Town an der Seite eines spektakulären Beau hingegen nicht.

Während welke Männer in Begleitung wunderschöner junger Frauen auf die hüstelnde Frage vom Hotelportier „Sicher Ihre Tochter …?“ zu geschmeichelten Reaktionen imstande sind, haut es umgekehrt nicht recht hin. „Ist dieser Adonis Ihr Neffe oder Ihr Sohn?“ Die Frage des Portiers, selbst wenn nur mit den Augen ausgesprochen, hat schon manche Verzweiflungstat eingeleitet.

Die Welt ist gemein zu männlichen Lichtgestalten. Hat ein wahrer Schönling nur eine Frau statt an jedem Finger zehn, so dichten wir ihm flugs einen Mutterkomplex an – besonders, wenn diese Frau nicht ganz so blendend aussieht oder gar ein Jährchen älter ist. Hat er ein Model zur Freundin, so beweist das seine Oberflächlichkeit. Hat er viele verschiedene, so gilt er als pathologischer Fall von Bindungsunfähigkeit. Hat er gar keine … na, Sie wissen schon!

Über die Probleme der Männer mit Komplimenten

Der Anrufer stellte sich vor als Dirk, Schüler kurz vorm Abitur, und er hätte da mal eine Frage, die nicht in den Lehrplan paßt. Die bewußte Frage beschäftige ihn seit dem Streit mit seiner Freundin. Der Streit war ausgebrochen, als sie ihn fragte, was er eigentlich an der doofen Sängerin XY so toll fände. Och, hat er gesagt, die Stimme natürlich und das Gesicht. Und obendrein habe sie einen knackigen Hintern. Da sagte seine Freundin: Du bist frauenfeindlich.

Was, bitte, sei frauenfeindlich an einem Kompliment? Das wolle er jetzt mal rein akademisch wissen.

Vorsicht, Glatteis! dachte ich. Rein aus Lebenserfahrung hätte ich nämlich wie aus der Pistole geschossen antworten können: Junge, nicht das Kompliment war so falsch, sondern die Adresse. Wenn du deiner Freundin sagst, sie habe einen hübschen Po, ist sie vielleicht geneigt, die Bemerkung für Liebe zu halten. Jedwede ästhetische Einschätzung jedoch, vorgebracht beim Anblick der Kehrseite ihrer Schwester, Mutter, Freundin bringt dich in Schwierigkeiten. Es spielt dabei keine Rolle, ob du einen fremden Frauenhintern preist oder schmähst: Das Grundübel liegt nicht in deiner Bemerkung, sondern darin, daß du ihn überhaupt angeguckt hast. So einfach ist das. In der Praxis.

So einfach ist es natürlich nicht in der Theorie. Denn das hieße ja, emanzipierte Frauen in Bausch und Bogen der Prüderie und/oder Eifersucht zu zeihen.

Auch ist die Angelegenheit nicht nur ein Pennälerproblem. Genauso verunsichert agiert seit Jahren der sogenannte gestandene Mann. Der ist noch aufgewachsen mit dem kleinen

Verführer-Einmaleins, daß Komplimente der beste Bettvorleger sind. Tür aufreißen, Feuer geben, ihr Bier zahlen, ihre schönen Augen loben. Der Inhalt dieser ganzen Trickkiste erweist sich heute nur noch als Tinnef, über den die damit Bearbeitete lacht.

Seit Frauen rigoros um ihrer selbst willen geliebt werden wollen wie einst nur der Mann, fassen sie Komplimente mißtrauisch als Bauernfängerei auf – nicht immer zu Unrecht, aber manchmal eben doch. Also hat der Mann seine Zunge im Zaun zu halten.

Die neue Kollegin hat einen schönen Busen und wunderbares Goldhaar, wohl wahr. Jeder sieht es. Und gerade drum dürfen die männlichen Kollegen im Interesse des Betriebsfriedens darüber keine Bemerkung machen. Großzügig und feministisch preiswürdig ist es dagegen, wenn die weniger glamourösen Frauen in der Firma schmeichelhaft über die Schöne sprechen. Die neue Etikette ist verwirrend und schwer zu lernen.

Diese Entkörperlichung hat ihren Preis. Es ist ein Circulus vitiosus: Männer trauen sich nicht mehr, Frauen Komplimente zu machen. Drum sind Frauen ungeübt in der Kunst, sie entgegenzunehmen. Verirrt sich dann und wann dennoch ein Kompliment in ihre Richtung, reagieren sie verdutzt und deshalb allzu oft schnippisch, patzig, ungelenk. Wo sie früher geschmeichelt schnurrten: „Findest du wirklich …?“, raunzen sie heute: „Schmalz mich nicht an, ich war seit Wochen nicht beim Friseur …“ Grund genug auch für den letzten Minnesänger, von der Komplimente-Lyrik in die Kumpel-Prosa überzugehen.

Komplimente zu machen war nie leicht. Aber früher war das eine Kunst, die sich ein Junge mit wachen Sinnen schon in der Pubertät aneignete: Indem er die Männer „mit Schlag bei Frauen“ in seiner Umgebung kopierte. Und dabei schnell lernte, daß man Mädchen mit tollen Beinen was Bezauberndes über ihre kleinen braunen Augen sagen soll und einer Frau mit

Mondsee-Augen lieber was über ihre dynamischen Waden, die sie selber ewig als zu stramm empfand.

Es ist keine spießig-verklemmte Paartragödie; es ist vielmehr eine populäre Lebenslüge, um deren hochgradige Heuchelei jeder weiß: Liebe, Lust und Leidenschaft haben sich gefälligst auf die inneren Werte einer Person zu beziehen – auch wenn tausend Indizienbeweise dagegen sprechen.

Jahrhundertelang galt: Schönheit liegt im Auge des Betrachters. Aber da liegt sie neuerdings falsch. Im Kopf hat sie bewertet zu werden – und zwar erst nach Gewissenserforschung, ob's auch bestimmt nichts Diskriminierendes ist.

Über ein untaugliches Haushaltsgerät

Jahrzehntelang waren die Haushaltspflichten eines Mannes klar definiert: Er brachte den Mülleimer raus und holte die Kohlen sowie die Kartoffeln aus dem Keller. Da waren männliche Muskeln und Furchtlosigkeit vor Kellerasseln noch gefragt. Das hat sich in den letzten zwanzig Jahren grundlegend geändert. Man hat klammheimlich den Arbeitsplatz des willigen und starken Mannes im Haushalt wegrationalisiert: Müllschlucker, TK-Pommes und Zentralheizung ersetzen ihn, wie man leider sagen muß, hervorragend. Man muß ihnen noch nicht mal schöntun, damit sie ihre Pflicht erledigen.

Also mußte der deutsche Mann haushaltsmäßig umgeschult werden. Das besorgte die gesellschaftliche Debatte. Insbesondere die klare, kräftige Stimme der Frauenemanzipation, die zur Verblüffung vieler Männer bald auch in den lauschigsten Vorortheimen zu vernehmen war.

Die kluge Frau bürdet ihrem Partner – peu à peu und viel Lob ist das Geheimnis jeder guten Dressur – zunächst nur die ungelernten Arbeiten auf: Kinderwagenschieben und Staubsaugen zum Beispiel. Denn Kehren und Fensterputzen will bereits irgendwie gelernt sein. Es fanden dann bundesweite Versuche mit dem Aufhängen und Abnehmen von Wäsche statt, die aber nicht sehr ermutigend verliefen. Selbst die berufstätigen Frauen (trotz ihres Rufes als luschige Hausfrauen) waren es bald leid, ihre Blusen als Knäuel im Schrank vorzufinden und die Kindersocken im Kopfkissenbezug.

Mit seiner hohen technischen Begabung drängte es den deutschen Durchschnittsmann sowieso mehr zu den Maschinen. Wahr ist, daß Randolf den komplizierten Mechanismus der neuen Waschmaschine mit eingebautem Trockner nach fesselndem Studium der Gebrauchsanweisung eher und besser begriff als Renate. Gern drückte er die gestylten Knöpfe, hantierte souverän mit dem Programmwahlrad. Warum freut sich Renate nicht darüber? Weil sie sich fragt, ob es Dummheit oder Sabotage ist, wenn sie ihre weißen Spitzenunterhosen isabellenfarbig wiedersieht, da ihr Bordingenieur im Haushalt zwar in der Lage ist, die günstigste Waschmittelmenge und Schleudertourenzahl zu ermitteln, aber wohlgemut sein schwarzes Hemd vom Flohmarkt mit reinschmeißt.

Renate ist überhaupt sehr nachdenklich in letzter Zeit. Da sie mit Randolf in einer sogenannten offenen Beziehung lebt – nix Schmutziges das; soll nur heißen, daß man sich unter Eheleuten alles sagt –, müßte sie ihm eigentlich öfter mal über den Mund fahren. Wenn er sich im Kreis von Freunden und Unbekannten im Brustton der Überzeugung als emanzipierter Ehemann ausgibt, der mit seiner Frau bei der Hausarbeit fifty-fifty macht. Das Dumme ist nur, daß man als Frau immer gleich als hoffnungslose Spießerin dasteht, wenn man die bodenlose Faulheit, Selbstüberschätzung und Unbegabtheit seines Partners bezüglich Haushalts auch nur mit einem Wörtchen erwähnt.

Richtig ist, daß Randolf recht klaglos in den Supermarkt abschiebt, wenn Renate ihm eine fein ausgearbeitete Einkaufsliste vorlegt, ihm die beiden Ibiza-Strohtaschen sowie die Pfandflaschen und das Portemonnaie danebenstellt.

Modellprojekte, die ihrem Haushalts-Azubi zu mehr Gleichberechtigung und Eigenverantwortung verholfen hätten, schlugen regelmäßig fehl. „Komme heute erst gegen zehn aus dem Büro – bitte mach Abendessen für die Kinder!“ bescherte ihr eine Erdnußflips und Marsriegel kauende Restfamilie vor dem Fernseher. Randolf, der ansonsten sehr für Biobrot und stilles Mineralwasser ist, gab an, daß man schließlich nicht so engstirnig leben wolle wie manche Fanatiker und so ein Fastfood-Exzeß die Vaterfigur irgendwie menschlich mache.

Richtig ist auch, daß Randolf sich mannhaft ans Telefon begibt und den Heizöl-Lieferanten anruft, wenn Renate ihn darauf hinweist, daß der Zeiger schon auf Reserve steht. Er murrt nicht, wenn Renate ihm seinen Anzug in die Hand drückt, damit der diesen auf dem Weg ins Büro in der Reinigung abgibt. Er murrt auch nicht, wenn er nach Hause kommt und Renate schon die Leiter unter die Altbaudecke gestellt und die richtige Sorte Glühbirnen besorgt hat – er murrt nicht, sondern seufzt nur über seine Haushaltspflichten, während er die neue Birne einschraubt, weil Renates Arme für diesen Job zehn Zentimeter zu kurz sind; außerdem sind Frauen einfach zu untalentiert für so was.

Renate wiederum schwankt in ihrem Urteil über Randolfs Qualifikationen im Haushalt zwischen Nachsicht (wahrscheinlich würde auch ein angelernter Affe nicht gleich im ersten Jahr begreifen, daß man einen angebrannten Grießbreitopf einweichen muß statt wegwerfen) und einem ungemütlichen Verdacht.

Dieser Verdacht gründet sich auf das Vorleben von Randolf. Als einziger Sohn einer berufstätigen Witwe kam er nach Aussagen der Schwiegermutter schon im Alter von dreizehn Jahren prima mit der Selbstversorgung zurecht. Entweder lügt sie, oder Randolf leidet an vorzeitiger Vergreisung. Jedenfalls ist er heute im Alter von vierzig Jahren unfähig, eine schlichte Tomatensauce ohne Beraterin anzufertigen oder das Fehlen von Klopapier/Spüli/Milch und Brot zu bemerken.

Schwiegermutter beiseite: Zwei Jahre bei den Pfadfindern, später drei Jahre WG sollten ihn doch eigentlich das Saubermachen eines Backofens und eines Klos gelehrt haben. Und in seinen Single-Jahren – damals, als Renate und Randolf sich unwiderruflich näherkamen – bestach Randolf nicht zuletzt durch die kühnen Griffe, mit denen er die gebrauchte Bettwäsche Renate zuliebe durch frische ersetzte. Aber bitte ihn heute mal, das Kinderbett neu zu beziehen! Er wird sagen, daß er gar nicht weiß, welches Laken er nehmen soll, und überhaupt kann es doch Renate viel schneller als Randolf. Und Zeit ist doch schließlich nicht nur Geld in einer Verbindung zwischen zwei Berufstätigen; Zeit ist doch Lebensqualität für uns beide, nicht?

In seiner Single-Zeit war Randolf ein scharf angezogener Mann. Ob er selber bügelte, Knöpfe annähte, Flecken entfernte, ist nicht erwiesen.

Behauptet hat er es jedenfalls, denn auch auf dem Gebiet des Plättens und Stichelns autarke Männer waren damals in. Vielleicht hat er seine Sache aber auch nur zur türkischen Änderungsschneiderin getragen. Warum tut er das heute nicht?

Das Problem, so sagt Randolf, der sowieso alles weiß, das Problem liegt ganz woanders. Das Problem ist, daß von Männern zuviel erwartet wird. Nicht nur daheim, sondern erst recht im Beruf. Renate und Randolf haben den gleichen. Aber für eine Frau macht es sich eben nicht so schlecht, wenn sie schon um fünf vor sechs geht, um Hustensaft für Katharina oder die Katze zu besorgen. Macht sie sogar irgendwie menschlich, betont Randolf. Er aber könne derlei seinem Chef nicht antun. Wie stünden er und seine Beförderungschancen dann da?

4.
Kinder, Kinder

Über Kindergeburtstage, die den Erwachsenen imponieren sollen

Keinen Tag im Leben einer ehrlichen Frau würde ich ihr als Menschenfreund lieber ersparen als den modernen Kindergeburtstag in besseren Kreisen. So was Verheucheltes, Anstrengendes und Konsumgeiles gibt's nicht noch mal. Weihnachten ist ein Klacks dagegen.

Warum hat mein Georgie beim Flaschendrehen nur eine Tüte Gummibärchen gewonnen statt der begehrten magnetischen Hündchen? Wo wir uns doch nicht lumpen ließen und ein echtes Steifftier mitbrachten, welches dieses unerzogene Balg nur achtlos in die Ecke feuerte.

Früher mal brachten Kinder dem Geburtstagskind ein kleines Geschenk mit und begnügten sich im Gegenzug mit einem Stück Kuchen, einer Bockwurst und einem Becher Kakao. Haben Sie schon mal die Baby-Hyänen der Nuller Jahre aufheulen hören, wenn sie sich von Mama die Lackschühchen oder das beste Smok-Kleid überziehen ließen, und dann waren in der Tüte mit den heutzutage obligaten Gegengeschenken nur Kaugummis und Luftballons drin?

Übrigens handelt es sich dabei auch immer seltener um eine ordinäre Tüte. Ehrgeizige Mütter lassen ihrer kunstgewerblichen Ader freien Lauf und offerieren Stoffbeutel mit dem Monogramm der Gäste in Perlstickerei oder Kartoffeldruck. Oder geben Holzbrettchen, auf dem der Name unseres Kindes in Brandmalerei verewigt ist. Da halte einer als berufstätige Rabenmutter mit …

Um mitzuhalten, bleibt dieser Frauenspezies dann nur die Anmietung des Kindertheaters, eines Clowns oder Kirmeskarussells mit anschließendem Dinner bei McDonald's.

Frauen- und Wochenzeitschriften befördern den Wahn, der Kindergeburtstag sei für alle Beteiligten ein Kinderspiel. Dabei braucht man gar nicht vom Fach zu sein, um zu sehen, daß dort ein Atelier-Team ein halbes Jahr darauf hingearbeitet hat, daß an Klärchens fünftem Geburtstag alles ganz nach Zufall aussieht. Und wo sie diese lammfromm in die Kamera lächelnden Kinder auftreiben, weiß ich auch nicht. Alles easy. So als habe die Mutter erst gestern abend mit dem Schnipseln der geschmackvollen Raumdekoration angefangen. Und die Torte – sieh mal, Friederike, wie originell! – ist genau 98 Zentimeter hoch wie das Geburtstagskind!

Wer selbst Kinder hat und noch nicht ganz korrumpiert ist, weiß leider auch, daß solcher Psychoterror mitnichten nur einmal im Jahr stattfindet, sondern etwa einmal im Monat. Dieses Fest kommt in mehreren Bedrohlichkeitsstufen für Mutter und Kind daher: Geburtstag des eigenen Kindes (zuvor eine Woche Durchgedrehtheit), Geburtstag vom Geschwisterkind (Neid und Missgunst, die durch Sonderzuwendungen geglättet werden müssen). Es folgen die Geburtstage der Freunde (verdorbener Magen; schlaflose Nächte) sowie der Geburtstag vom verhaßten Vetter vom Kind (dessen Mutter aber doch unsere liebe Schwester ist; hingehen also unumgänglich). Schließlich gibt es – Drama! – den Geburtstag vom Kindergartenfreund, von dem es wegen gestriger Auseinandersetzung über ein Lego-Bauwerk ausgeladen wurde.

In jedem Fall: sozialer Streß hoch drei, aus dem sich unser armer Dreikäsehoch leider nicht so einfach befreien kann wie unsereiner. Indem er etwa wie Papa behauptet, berufliche Anforderungen hinderten ihn leider, an gebührlichen Feierlichkeiten zu seinem Jahrestag oder an der Superfete bei Oskar, zu der er gar nicht geladen war, teilzunehmen.

Aber Kinder müssen da durch. Auch wenn keine Keilerei so weh tut wie eine Nicht-Einladung.

Was es dem Kind nicht leichter macht, sind aufgeklärte Eltern: selbstverständlich jederzeit bereit, sich mit einem ungerechten Pauker anzulegen. Fabelhafte Mütter und Väter sind wir, geben nix auf Grundschulzeugnisse. Wichtig im Leben sind die sozialen Fähigkeiten, nicht wahr? Auf Fabians Linkshändertum ist man fast ein bißchen stolz, wer will schließlich schon ein total angepaßtes Kind? Aber daß ihn die wonnige Mareile von nebenan zu ihrem siebten Geburtstag nicht dabeihaben will, macht uns stutzig. Ist die verhaltensgestört oder etwa unser eigener Sonnenschein?

Kinder müssen schließlich immer häufiger herhalten als Vehikel zur Überwindung der Kontaktschwierigkeiten ihrer Eltern. „Was, du ziehst nach P. und kennst dort keinen? Aber ihr habt doch Kinder …“ Der ins Villenviertel aufgestiegene Computerfachmann und seine Gattin schauen sich also erst mal in Ruhe die Kinder im Mittelklasse-Getto an und entscheiden dann, mit welchen Erwachsenen Kontaktanbahnung sich lohnt. Je nach Geschmack und Gesinnung geht man betont herzlich auf die Erziehungsberechtigten des kleinen Oliver in seinem übergroßen Oshkosh-Overall zu oder auf die Perlenketten-Mutter von Laura, die bereits über ihrem Windelhintern einen echten Kilt anhatte.

Die Kinder werden fortan nicht mehr viel gefragt. Ehrlich gesagt ist es so, daß wir geschmeichelt sind und nicht das Kind, wenn es eine Einladung zum Kindergeburtstag bei Tristan kriegt, dessen Eltern nicht nur eine florierende Anwaltskanzlei haben, sondern auch einen Botschafter in der Familie.

Unser Kind hat sich für den verwöhnten Tristan sein liebstes Playmo-Männchen vom Herzen gerissen, welches leider schon seit längerem einbeinig und mit wüsten, wasserfesten Kritzeln bedeckt ist. Wir wissen jedoch sehr gut: Tristan und seine Eltern würden uns einen sehr merkwürdigen Blick zuwerfen, ließen wir dies innige Geschenk durch die Zensur gehen. Also kaufen wir ein gutes Kinderbuch und betrügen unser Kind in letzter Minute um seine zwei Tüten phantasievollen Sperrmülls, die es mitzunehmen gedachte. Kriegt stattdessen einen putzigen Maßliebchenstrauß in die Hand.

Und was sagt man einem Zehnjährigen, wenn auf der Einladung zum Kindergeburtstag steht: „Tennisschläger sind mitzubringen"? Jahrelang dachte ich, das Lästigste am Kinderhaben seien die Kindergeburtstage; diese jugendlichen Orgien aus Fastfood, falschen Geschenken, Gebrüll, Originalitätsdruck, Elternschweiß und Sprößlingstränen.

Und wie machen wir unseren kulturellen Standpunkt klar, wenn uns dieser Zehnjährige kurz vor seinem Geburtstag sagt, daß all seine Kumpels fest drauf hoffen, außer Speis und Trank auch eine coole DVD geboten zu kriegen?

Steinigt mich. Ich hasse Kindergeburtstage. Und weiß mir am Ende kein anderes Mittel als die Psychiater des 19. Jahrhunderts: nämlich ausgedehnte Wannenbäder für alle nervlich Geschädigten.

Über Elternabende

Es gibt nur eine Sache, die den Schrecken von Kindergeburtstagen übertrifft: Elternabende in den weiterführenden Schulen. Das Schönste wäre, nicht hinzugehen, doch das könnte dem Kind soziale Standortnachteile bringen. Also wird bei freundschaftlich miteinander verkehrenden Elternpaaren drum gewürfelt, wer diesmal dran ist. Der Verlierer bereitet sich durch Info-Sammlung vor auf den nervigsten Termin im Kalender. „Sag mal, wie alt ist denn deine Klassenlehrerin?" – „Oooch, die ist sehr alt, mindestens fünfzig!"

Es stellt sich heraus, daß Frau Felix knapp über dreißig ist, und das bestätigt bedauerlicherweise die Lehrerthese, daß Eltern über das Weltbild ihrer Kinder zu wenig wissen.

Der Elternabend naht, es gibt kein Entrinnen. Nun sitzen wir auf viel zu kleinem Gestühl wie Schneewittchen bei den sieben Zwergen. Dies scheint bei vielen normalerweise erwachsenen Menschen gewisse Regressionserscheinungen hervorzurufen und jede Menge kindischer Fragen.

Elternabend ist soziologischer Zoo. Die ideale Rednerplattform für ansonsten unpolitische Klein-, Mittel- und Großbürger, die zum Wohle ihres Kindes heute abend mal das bildungspolitische Wort ergreifen. Vater H. muß jetzt im Oktober schon mal dringend wissen, wieviel Taschengeld den Kindern mitzugeben sei für die Klassenfahrt im nächsten Juli. Mutter B. macht die Schule verantwortlich für die mangelnden Schwimmkünste ihres Sohnes Julian: Im Hallenbad herrsche nicht die versprochene Wassertemperatur von 28 Grad. Sie hat es selbst nachgemessen – es sind bloß 26 Grad. Frau M. pflichtet bei und klagt obendrein, daß ihre Tochter in Französisch nur deshalb so schlecht dastünde, weil die Gratis-Schulbücher so eselsohrig seien, daß ihre sensible Tochter sie nur mit Widerwillen anfasse.

Doktor D. – „Ich bin schließlich Arzt“ – findet es unerhört, daß mittwochs in der 5. und 6. Stunde Englisch unterrichtet wird. Wo doch sein eigentlich hochbegabter Sohn um diese Uhrzeit immer seinen physiologisch bedingten Leistungsabfall hat. Nicos Vater – wir wissen von unserer Tochter zur Genüge, daß Nico der konkurrenzlose Wichtigtuer der Klasse ist – illustriert das alte Sprichwort, wonach der Apfel nicht weit vom Stamme fällt. Denn Herr P. paradierte mit Bluthochdruck im Gesicht schon zwanzig Minuten vor Elternabendbeginn durch die graffitigezierten Gymnasiumsflure, machte sich Notizen über den unhygienischen Zustand der Schultoiletten, stocherte im Papierkorb nach Indizien für schlaffe Schulführung und hat eine Liste mit diesbezüglich bohrenden Fragen mitgebracht.

Herr Z. dagegen muß dauernd von seiner Sitznachbarin N. geknufft werden, damit er nicht einschläft. „Sag doch auch mal was!“ Herr Z. ist der gemeinsam sorgerechtliche Vater von Oliver. Besuchsrecht am Wochenende wahrscheinlich wieder perdu, wenn er hier nicht eine energische Figur macht.

Die steil erhobenen Augenbrauen der Klassenlehrerin deuten auf eine gewisse Vorgeschichte, als sich das Ehepaar S. zu Wort meldet. Herr und Frau S. sind nämlich selber Lehrer – freilich an einer anderen Schule. Dort ist alles so viel besser, daß kein Mensch versteht, warum sie ihre kostbare Clarissa nicht dort eingeschult haben.

Je mehr Elternabende man mitgemacht hat, je mehr Papi- und-Mami-Profilierungsreden man sich anhören mußte, desto inniger ergreift einen das Erbarmen mit den Lehrern und der Rekordanzahl ihrer Anträge auf Frühpensionierung.

Über den perfekten Zeitpunkt

Alle machen sich Sorgen wegen der Unlust der Deutschen zum Kinderkriegen. Minister, Moderatoren und Kreisbürgermeister, Stammtisch-Politiker und Leitartikler – jeder gibt seinen Senf dazu.

Liegt es wirklich an mangelnden Krippenplätzen und zuwenig Kindergeld, daß deutsche Paare, selbst wenn verheiratet, nur noch Safer Sex betreiben? Kaum zu glauben. Oft haben beide durchaus Lust auf so einen kleinen Wonneproppen. Das Problem fürs gewünschte Bevölkerungswachstum ist jedoch, daß diese Gelüste zu unterschiedlichen Momenten auftreten.

Sagt sie im Osterurlaub auf Capri: „Wollen wir nicht …?", dann erinnert er sie daran, daß er im Juli einen neuen Job in Köln antritt.

Meint er nach seiner Beförderung, nun könnte man doch mal das Gästezimmer in ein Kinderzimmer verwandeln, dann entgegnet sie: „Ja, aber im August haben wir doch die Maler bestellt und außerdem habe ich den Aquarell-Kursus im Tessin!"

Sagt sie in einer Kuschelstunde, sie wünsche sich ein Kind, ist er zwar gerührt, gibt aber zu bedenken, daß er erst seinen Bandscheibenvorfall ausheilen müsse, bevor er so ein Baby gleichberechtigt mit sich herumschleppen könne. Sagt er, sentimental von der Taufe eines Neffen zurückkommend, wie es denn wäre, wenn … erklärt sie ihm liebevoll, daß sie sich erst mal die Spirale ziehen lassen müsse, damit was passieren kann. In drei Monaten oder so.

Was den deutschen Paaren fehlt, sind womöglich nicht Kinderhorte. Sondern ein bißchen 68er-Schmackes à la J. F.

Kennedy: „Wann, wenn nicht jetzt? Wo, wenn nicht hier? Wer, wenn nicht wir?“ Mit dieser wiederentdeckten Lebensweisheit sind schließlich auch die deutschen Handballer überraschend Weltmeister geworden.

Über die Kunst, die Schwächen der Verwandtschaft zu schönen

Was man an älteren Leuten oft schätzt, ist ihre Bescheidenheit. Sie sind wer, aber sie lassen es nicht raushängen. Sie verdienen gut, aber sie müssen das nicht auf dem Leib tragen. Sie wissen was, aber sie haben gelernt, daß man dies nicht unentwegt vorführen muß.

Sofern solche Leute wohlgeratene Kinder haben oder gar keine, sind sie ein Muster an Stil und Aufrichtigkeit.

Haben sie aber große Kinder, die nicht ganz ihren Jungverheirateten-Träumen entsprechen, dann schreckt der ältere Gentleman oder die liebenswürdige Dame vor wüster Hochstapelei nicht zurück.

Da ist der Professoren-Papa, der allen Bekannten immer erzählt, auch seine Tochter sei medizinisch tätig. Das ist natürlich nicht direkt gelogen, da sie als Fußpflegerin arbeitet.

Wir kennen auch das Beamtenehepaar höherer Laufbahn, dessen Sohn an der Universität von Cherbourg ist. Kein Schwindel, dort ist er – als Kantinenkoch.

„Er hat noch nicht die Richtige gefunden“, seufzt die erzliberale Rechtsanwältin, wenn man sie nach ihrem Sohn fragt, der stadtbekannterweise stockschwul ist.

„Sie müssen sich eben erst noch zusammenraufen“, sagt die streitbare Schulrätin, wenn von ihrer Tochter die Rede ist, die jung einen Lehrer gefreit hat und seit Jahren die Gesellschaft schräger Popmusiker vorzieht.

Müssen Eltern so sein? Ist das Liebe? Oder Selbstliebe? Arrivierte Menschen können es sich leisten, eigene kleine Fehler zuzugeben. Das macht sie eher liebenswürdig. Aber bei der biblischen Aufgabe der Brutpflege versagt zu haben – das können die meisten erfolgreichen Leute nicht wuppen. Da flunkern sie, was das Zeug hält.

„Mein Sohn ist jetzt bei VW." Jawohl, er wäscht manchmal in einer Vertragswerkstatt die Wagen von Vater und seinesgleichen.

„Meine Tochter arbeitet im Großklinikum Aachen." Auch richtig, sie bohnert dort die Flure, wenn sie grad Lust und kein Geld hat.

Diese panische Elternliebe – will sie wirklich nur das (mittlerweile vielleicht selber schon mittelalterliche) Kind vor den eigenen spießbürgerlichen Bekannten schützen? Oder geht es womöglich um den eigenen Status? Als Elternteil einer Fußpflegerin oder eines Kantinenkochs steht man als Senior-Prof vielleicht nicht ganz so gut da, als wenn die Kinder auf Stipendium das kanadische Klima erforschen täten ...

Andere Leute, man weiß es aus der Zeitung, mißhandeln ihre Kinder. Die besseren Leute können so was nur mit Schaudern lesen. Eine Frau, ein Kind schlagen ... niemals! Sie hauen ihre Töchter und Söhne nicht. Sie erwarten nur viel von ihnen; das wird ja wohl noch erlaubt sein.

Und wenn diese Erwartungen nicht in der gewünschten Weise aufgehen, dann wird eben die Biographie des Sprößlings ein bißchen zurechtgebogen. Nur in seinem eigenen Interesse, versteht sich.

„Karl-Johann ist jetzt in Oxford." (Ja, er verkauft dort Gebrauchtwagen.)

„Unsere Evelyn geht nächste Woche nach Fontainebleau." (Stimmt genau – doch nicht als Stipendiatin, sondern als Reiseleiterin eines Busunternehmers fährt sie dorthin.)

5.
Paare allein zu Hause

Über Männer, die alles selber machen

Haben Sie auch so einen supernetten, extrem hilfsbereiten Mann zu Hause? Einen, der Ihnen ständig den Schuhputzlappen oder den Mülleimer aus der Hand reißt mit den Worten: „Liebling, das mach ich schon noch – das mach ich doch gern für dich!"?

Das klitzekleine Problem bei so viel Ritterlichkeit im Haushalt ist die Terminfrage. Wann wird unser guter Mann Absichtserklärung und Ausführung zusammenbringen? Theoretisch ist er der große Freund und Helfer – bloß hat er ja zwischendurch so viel anderes zu tun, daß die putztechnischen Liebeserklärungen auf eine lange Warteliste geraten.

„Liebste – das ist doch keine Arbeit für eine Frau! Laß sofort den Spaten stehen, die Klobürste liegen … und du mußt dir wirklich nicht deine frisch lackierten Nägel beim Krabbenpuhlen schmutzig machen! Für so was bin ich doch da!" Ja, aber wann?

Der einzupflanzende Rhododendron welkt hinüber, das Klobecken setzt Altersringe an, die Krabben vergammeln im Kühlschrank. „Nein, nein", sagt der Mann, „geh du ruhig ins Kino – mit dem unangenehmen Garagenvermieter werde ich mich herumschlagen." Sämtliche Fristen sind verstrichen, bis er sich zum Schreiben an den Garagisten oder ans Finanzamt bequemt.

Zum Valentinstag hatte er versprochen, die Fenster zu putzen. Zum Muttertag sollte der Rasen gemäht werden.Sie ahnen richtig, daß man bei uns die andere Straßenseite längst nur noch verschwommen erkennen kann durch blinde Fenster und hochstehendes Gras.

Meine Freundin Bella, Single aus Überzeugung, versteht mein leises Maunzen nicht. „Wo ist das Problem? Wieso bestellst du dir nicht einfach einen Fensterputzer/Steuerberater/Gärtner, wenn dein Mann nicht pünktlich arbeitet?"

Was sie nicht weiß: Wenn man den hauseigenen Angestellten vergrätzt, besteht die Gefahr, daß er künftig nicht nur beim Bettenbeziehen streikt. Sondern auch zwischen den Laken.

Über kleine Aufgaben

„Es gibt kein besseres Werkzeug als die menschliche Hand", hat einst ein kluger Mann gesagt, dessen Namen ich leider vergessen habe. Das ist nicht weiter schlimm, weil die Männer von heute sich einen feuchten Kehricht um diese Weisheit scheren.

Es liegen drei Brötchenkrümel auf dem Küchenfußboden. Jede vernünftige Frau nimmt da die hohle Hand oder das kleine Kehrblech und macht's weg. Was tut ein Mann? Er holt den Staubsauger aus dem Schrank, setzt ihn zusammen, stöpselt ihn ein und braucht also mindestens zehn Minuten, um ein paar Mohnkörnchen oder abgefallene Tulpenblätter zu beseitigen.

Zur Abrundung der Suppe wird etwas Petersilie benötigt. Jeder normale Mensch, sprich jede Frau, nimmt da ein Küchenmesserchen und schnippelt in Sekundenschnelle das Kraut. Hat sie einen Mann um einen Eßlöffel Petersilie gebeten, muß sie erleben, daß der Mann die Küchenmaschine zusammenbaut für den Arbeitsgang „Häckseln". Das dauert – vom langwierigen Abspülen des Gerätes gar nicht zu reden. Egal, ob eine halbe Zitrone gepreßt werden soll oder ein Eiweiß steif geschlagen – Mann will Maschine.

Um einen Kalender an die Wand zu hängen, schlägt eine tüchtige Frau einen Nagel in die Wand. Ein Mann geht in den Keller und holt seine Black & Decker und bohrt ein Dübelloch, als gälte es, einen ausgewachsenen Ochsen aufzuhängen.

Und jetzt haben wir noch gar nicht vom Outdoor-Bereich geredet, wie auf neudeutsch selbst der Vorgarten heißt. Wer kennt noch einen Mann, der weiß, was eine Harke ist oder eine Sense? Der moderne Mann hat einen elektrischen Rasenmäher, Laubpuster und einen Hochdruckspritzer und überhaupt lauter knatternde Gerätschaften. Das spart Kraft und Zeit, sagt er. Für einen muskulösen Oberkörper tut es freilich nichts. Weswegen der Maschinist zum Ausgleich ins Fitness-Center geht. Wo er im Schweiße seines Angesichts trainiert – an Maschinen, versteht sich.

Über Männer und Frauen, die kochen

Kochende Männer machen sich nicht nur im Fernsehen breit, sondern auch am heimischen Herd. Der kochende Mann, das haben Soziologen untersucht, begeistert sich jedoch mehr für die Hochküche als für die Abspeisung von Schulkindern. Er kann Hechtklößchen, aber keinen Grießbrei.

Die folgenden Tips erleichtern Ihnen den Umgang mit Ihrem Partner, falls auch der neuerdings der Feinschmecker-Riege der kochenden Männer (abgekürzt: k. M.) beigetreten ist.

- Der k. M. braucht beste Zutaten. Selbst zum Blanchieren eines Kohlkopfs verwendet er Salzblüte aus der Camargue.
- Der k. M. braucht Luxusgerät. Die Küchenschränke bersten.
- Nie stellt er sich die Frage, wieso in weltberühmten Spargelrestaurants kein Koch einen Spargeltopf verwendet oder die beste Pasta Italiens ganz ohne Spaghetti-Topf hergestellt wird
- Der k. M. braucht Hilfskräfte für seine Show. Teils zum Schälen, Schnippeln und Verpflastern. Hauptsächlich aber, weil ein k. M. unmöglich auch noch dran denken kann, ob das weiße Tafeltuch gebügelt ist oder genügend Mineralwasser vorhanden …
- Der k. M. braucht Platz. Es stört seine Konzentration, wenn er in einer kleinen Pfanne eine kleine Schalotte anbrät, falls die Frau in zwei Meter Entfernung eine Tasse Tee aufbrüht.
- Der k. M. braucht Lob. Lernen Sie, „pikant“ zu sagen statt „viel zu scharf“, wenn sein Curry Ihnen den Gaumen verätzt. Lernen Sie, „bißfest“ zu sagen, wenn die Kartoffel noch halbroh ist.

- Der k. M. ist häufig Spezialist. Soll heißen, daß er eigentlich nur den Heringssalat nach dem Rezept seiner Oma oder seiner Ex-WG richtig gut kann. Hier gilt: Die Dame von Welt genießt und schweigt.
- Der k. M. ist kein guter Restaurant-Begleiter. Er zwingt den überlasteten Kellner in spitzfindige Diskussionen, ob nicht ein Spritzer weißer Balsamico an seiner Vorspeise angebrachter gewesen wäre als der dunkle Balsamico.
- Bitten Sie einen k. M. niemals um eine simple Köstlichkeit wie etwa ein wachsweiches Ei. So was kann er nicht.

Über langlebige Provisorien

Kurz bevor die Gäste kamen, schritt Ingrid noch einmal zufrieden wie eine schnurrende Katze ihre frisch renovierte Altbauwohnung ab: Die Wandfarbe war gelungen, der Teppichboden eine Wolke, und der bloße Anblick des italienischen Buffets in der Küche ließ die Geschmacksknospen auf der Zunge schwellen. Alles perfekt – bis auf eine Kleinigkeit: Die Tür zum Gästeklo hatte eine Glasfüllung und bräuchte aus Gründen der Diskretion eine Gardine. Was tun auf die Schnelle? Ingrids Blick fiel auf das Einweihungsgeschenk ihrer Putzfrau, eins der neckisch-bunten Geschirrtücher mit dem aufgedruckten Kalender fürs neue Jahr. Hingehalten – paßte, fünf Reißzwecken und fertig.

Das war, wie man bis heute sehen kann, zu Silvester 1998. Der Lappen hängt da heute noch. Denn Ingrid selbst geht höchstens aufs Gästeklo, um die Katzentoilette zu säubern. Falls dann ihr Blick auf den provisorischen Kalender fällt, nimmt sie sich fest vor, demnächst irgend etwas Geschmackvolleres und Solideres anzubringen. Doch bleibt es beim Vorsatz, weil entweder grad in absehbarer Zeit keine Gäste ins Haus stehen – oder sie schon in der Wohnung sind.

Die Geschichte des Provisoriums ist noch nicht geschrieben, aber es wäre eine lohnende Forschungsaufgabe. Ein Mikrokosmos menschlicher Schwächen wie Faulheit, Vertröstung, Verbummeln käme zum Vorschein unter jedem Bierfilz, der einen wackelnden Tisch im Lot hält. Unter all den Sicherheitsnadeln an Säumen und Büstenhalterträgern. Den mit Heftpflaster reparierten Steckern und mit Stöckchen verkeilten Schuppentüren. Ich denke an den berühmten Pfennig anstelle des abgerissenen rosa Strumpfhalter-Nippels an den verhaßten Leibchen meiner Kindheit und an den Biedermeiersekretär meiner Freundin, den sie bereits mit falschem Hinterbein geerbt hat (sehr empfehlenswert: eine mit Silvesterblei gefüllte Kondensmilchdose). Der Backofen meiner Tante hat einen spinnerten Thermostat, der nur funktioniert, wenn man einen Kochlöffel in die Tür klemmt. Die Waschmaschine meiner Nachbarn gerät beim Schleudern ins Rutschen, wenn man ihr den untergeschobenen Kaffeelöffel wegnimmt.

Bei uns in der Küche hängt eine Hängelampe aus den dreißiger Jahren vom Flohmarkt. Bevor sie überhaupt hing, hatte es einiger Quengeleien nach Hausfrauenart bedurft, bis der Mann im Haus die Lampe unter vielen Flüchen auf Edison, die Frauen und die Trödelbranche zum Leuchten brachte. Als sie endlich überm Eßtisch leuchtete, tat sie das zwei Handbreit zu tief: strahlte die Linsensuppe an, als wär's ein Gericht von Bocuse, während die Charakterköpfe der Familie darüber im Halbdunkel mit dem Löffel den Mund suchten. Der Mann stand auf, zog einen Kugelschreiber aus der Tasche und schob den als Knebel durch eine Schlaufe ins Lampenkabel. Es wurde Licht.

Das war im Juni 1995. Eine Woche später hatte diese Prothese gute Chancen, gegen eine vernünftige Konstruktion ausgewechselt zu werden, weil der Mann (unter Reihum-Schuldzuweisungen an Frau und Kinder) sein Konfirmationsgeschenk, einen silbernen Parker-Kuli, vermißte. Die historische Chance wurde vertan, der Silberling wegen Zeitmangels nur hastig gegen einen Reklame-Kuli ausgetauscht. So hat der Kabelknoten mit Kugelschreiber soeben die zweite Küchenrenovierung überstanden.

In gewisser Weise sind wir Pfuscher und Fummler ein Stamm von verhinderten Ingenieuren und Erfindern. Was unsereins mit einem Schnipsgummi, einem Stückchen Strumpfhose, einer genial aufgebogenen Wäsche- oder Büroklammer reparieren kann – davon träumen sie bei Siemens und Mercedes und der NASA wahrscheinlich nur.

Denn nichts ist durabler als ein gründlicher Pfusch, nichts haltbarer als der Ersatz, nichts zäher als die Notlösung – das gilt übrigens auch für Politiker und die Gefährten von Tisch und Bett. So dauerhaft wie das Provisorium ist das Wahre, Schöne, Gute oftmals nicht.

Über ein originelles Geschenk

Der Mann, mit dem wir leben, hat Geburtstag, und es soll ja das eine oder andere originelle Geschenk her. Also diesmal keine Spaß-Krawatte, und Obstbrände in Designer-Flaschen hat er schon genug, außerdem tun sie seinen Leberwerten nicht gut.

Das ultimative Geschenk für den Mann, der schon alles hat, ist – ein Urinal. So ein echtes, kleines, weißes Pinkelbekken wie in seiner Stammkneipe. Ganz für ihn allein und eventuell vorhandene Söhne. Nimmt relativ wenig Platz ein im Badezimmer und zeigt, daß es hier (noch oder wieder oder auch nur vorgetäuscht) einen Herrn im Haus gibt.

Der Klempner meines Vertrauens verriet mir, daß ein bislang wenig nachgefragter Sanitär-Artikel stürmisch steigende Tendenzen zu verzeichnen hat. Woran das liegt?

In den neudeutschen Badezimmern mit rosigen Wänden in Toskana-Wischtechnik, mit den zierlichen Etageren und Glasregalen für ihre Parfumfläschchen und Cremedosen, möchte der Mann eben auch mal sagen: Halt, hier ist Schluß mit diesem Boudoir-Stil! Hier soll auch mal markig gestrahlt werden, ohne diese ewigen Debatten über Klodeckel rauf oder runter, ohne die Nötigung, zum Sitzpinkler zu mutieren. Ohne den vorwurfsvoll ausgelegten Putzlappen vorm Familien-WC.

Das Urinal scheint so was zu sein wie der Traum vom Porsche oder Hummer-Geländewagen im Gegensatz zur real vorhandenen Familienkutsche. Es hängt an der Wand und kräht: Hier wohnt ein Mann – hier darf er's sein. Ist nicht viel größer als ein Spucknapf, aber vielleicht die beste Anschaffung, um verbuddelte Macho-Gefühle mit Familienfreundlichkeit zu vereinen.

Über das Psychodrama Bettenkauf

Wir hatten die Freßwelle und den Sitzlandschaftsfimmel, die hektische Hi-Fi-Anschaffung und den allgemeinen Bäder-Marmorierungs-Trip. Es folgte die kollektive Küchenrenovierungs-Neurose, die grassierende Grünpflanzensucht, und schließlich wurden sämtliche strampelfähigen Familienmitglieder mit Mountainbikes und Mikrofaserjacken ausgestattet.

Nun endlich macht Schöner Wohnen – Besser Leben nicht mehr vor der Schlafzimmertür halt. Das Trumm von Hochschrank wurde verheizt oder der Heilsarmee vermacht, die Bettvorleger eingerollt, und jetzt wird nach dem ultimativen Bett gefahndet. Federkern oder Futon? Latex oder Roßhaar? Sprungfeder mit Schaffell oder Seegras mit Baumwolle? Und was, Sie haben noch keine Matratze mit Sommer- und Winterseite? Noch keinen schichtverleimten Lattenrost? Noch kein Noppen-Nackenkissen? Können Kopf und Füße noch nicht hydraulisch heben? Und was nützt Sie Ihr Federkern, wenn es nicht mindestens ein Taschenfederkern ist? Wie sollen wir Ihre Allgemeinbildung einschätzen, wenn Sie nicht wissen, daß die Dux-Matratze für die Liegenden so was wie der Rolls-Royce für die Fahrenden ist?

Der Besuch in einem neuzeitlichen Bettenstudio (so heißt jetzt, was bis vor kurzem als Daunen-Düwer oder Müllers-Matratzen-Discount firmierte) ersetzt einen mittelprächtigen Fernsehfilm. Er ist vor allem soziologischen Spannern und sonstigen Voyeuren anzuraten. Die Verkäuferin – pardon: Kundenberaterin – sitzt auf der Latexgeschäumten mit ladylike überschlagenen Beinen wie eine TV-Moderatorin. Statt Mikrofon hält sie ein Querschnittsmodell der Luxusmatratze Liegosan in der Hand und berichtet über die Greuelszenarien in der gemeinen deutschen Liegestatt. Von Hausstaub und Milben, Schnarchen, Schweiß und Bakterien, Bandscheibenvorfällen und Verspannungen ist die Rede. All diese Unerfreulichkeiten sind schlagartig zu beseitigen, indem man die richtige Matratze kauft. Die wird – flugs ist der Taschenrechner hervorgeholt – mit allem Drum und Dran, mit Beinen und Schonbezügen, mindestens 6000 Euro kosten. Das beratungswillige Paar schaut sich erschrocken an. Darauf ist die Matratzen-Moderatorin aus Erfahrung gefaßt und schwenkt jetzt um zum strengen Predigerton: Für ein Auto würde das Pärchen so was doch locker springen lassen – wieso denn dieser unsinnliche deutsche Geiz beim Intimsten? Und falls das Pärchen ein wenig jenseits allnächtlicher Sprungfederbeanspruchung wirkt, kommt die unschlagbare Quizfrage, ob man denn überhaupt wisse, wie viele Jahre seines Lebens der Mensch im Bett verbringe. Und wenn das immer noch nichts nützt, legt die Bettenberaterin gnadenlos nach und erklärt der mittelalterlichen Kundschaft, daß dies – rein statistisch – das letzte Bett ist, was sie teilen werden.

Kurz und gut: Unser Paar verläßt das Bettenstudio um viele tausend Euro und einige Geheimnisse ärmer. Sie haben der Bettentante zwecks optimaler Beratung ihr jeweiliges Lebendgewicht genannt und offen über Rücken-, Bauch- und Seitenlage gesprochen, über schlafloses Wälzen und nächtliches Schwitzen.

Es grenzt an ein Wunder, daß es weltweit Menschen gibt, die das vierzigste Lebensjahr überschreiten, ohne an den Rollstuhl gefesselt oder wegen permanenter Schlaflosigkeit in einer Nervenklinik gelandet zu sein. Es grenzt an ein Wunder, daß das Gros der Menschheit auf Kaufhausbetten, gestampften Lehmböden, Hängematten, Feldbetten, Besuchersofas, Designermöbeln nächtigt und dennoch des aufrechten Ganges mächtig ist.

Über den Streß, das richtige Wohnzimmerbild zu finden

Nennenswerte Zerwürfnisse in Geschmacksfragen hat es zwischen Olivia und Tom nie gegeben. Auch als sie zusammenzogen, blieben sie ein Herz und eine Seele: Sonnenklar, daß so ein schickes Paar fürs Schlafzimmer eine schwarze Futonmatratze wählte und das Wohnzimmer spärlich, aber edel mit einem schrillen Tupfer möbliert wurde. So weit, so gut. Doch ein halbes Jahr nach dem Einzug kann man sich an der Gretchenfrage nicht mehr vorbeidrücken. Zumal Freunde schon stirnrunzelnd fragen: „Sagt mal, habt ihr gar kein Verhältnis zur Kunst?"

Kurzum, es muß was an die Wände. Aber was bloß? Nie war es schwerer als heute, sich dabei nicht zu blamieren.

Mit Grausen erinnern sich Tom und Olivia der alternativen Kleinbürgerlichkeit ihrer progressiven Eltern, die sich in den siebziger Jahren Setzkästen hielten wie andere Leute Haustiere und die Fächlein mit Pop-Nippes füllten – Armand für Arme, sozusagen.

Restlos gestrig leider auch die spottbillige Lösung des Wandschmuck-Problems aus der WG-Blütezeit: Red Hot Chili Peppers auf dem Klo und ein Lola-rennt-Poster über dem Küchentisch. Nein, Plakate trägt man allenfalls noch im Büro. Und Reproduktionen sind so provinziell wie die Sitte, eine Bulette mangels Besserem als „Beefsteak à la Meyer" auszugeben.

Für eine echte Wandaktie – sagen wir mal, einen kleinen, feinen Surrealisten – fehlt Olivia und Tom wie uns allen das Geld. Und auf Dalí-Lithographien mit ihrer wundersamen Vermehrung fallen nur noch aufstrebende Einrichtungshäuser herein. Nein, es sollte schon ein Original sein.

Olivia gibt sich einen Ruck und stellt die Frage, die unter Kulturmenschen so tabu ist, daß selbst Ehepaare nur im Dunkeln drüber reden: „Soll man was drauf erkennen können oder nicht?“

Tom antwortet diplomatisch, es käme ganz drauf an. Auf die allgemeine Ausstrahlung und Farbgebung und so.

Olivia gibt zu bedenken, wie leicht man heutzutage als Kulturbanause verdächtigt wird, falls der Acryl-Schinken farblich allzu gut zum Sofa paßt.

Die Gegenwartskunst macht es dem Schicker-Wohnen-Menschen nicht leicht. Seit diese Neuen Wilden nur noch in Fabriketagen hausen, lassen sie jegliche Rücksichtnahme auf die durchschnittliche Zimmerhöhe des zahlenden Publikums vermissen. Wollen, vom Format her, immer gleich unter die Museumskuppel.

Vielleicht, meint Tom, sollte man wieder mal originell sein und sich antizyklisch verhalten. Irgendwas ganz Klassisches als pikanter Gegensatz zur rosa Neonröhre? Seerosen vielleicht oder ein aufgewühltes Meer. Aber sind Blumenbilder nicht mehr was für frustrierte Botschafter-Gattinnen? Und Seestücke machen sich schlecht in Düsseldorf, wenn allgemein bekannt ist, daß der Eigner schon auf einem Rheindampfer seekrank wird. Bilder mit Pferden und Hunden drauf sind immer elegant, werden aber leicht als neureiches Geschiele nach der britischen Gentry verketzert, solange man die Viecher nicht leibhaftig in Hülle und Fülle um sich hat. Wie wär's mit Art-déco-Modeskizzen? Geh mir fort, das hängt doch inzwischen schon in jeder Jersey-Boutique!

Jahrhundertelang gut gefahren ist das Bürgertum mit Stillleben: paar Trauben, Rosen, Karaffen, toter Fasan. Nur kosten solche harmlos dekorativen Bilder, die plausibel über jedem Eßtisch hängen können, inzwischen selbst dann ein Schweinegeld, wenn sie mitnichten von einem frühen Holländer, sondern um die Jahrhundertwende von einem späten Mädchen verfertigt wurden.

Was ist mit Landschaft? Nie verkehrt, nur können einem die Pinien der Toskana oder die Häuser von Mykonos leicht als Ferien-Dia für bessere Leute vergrätzt werden.

Und Erotika sind immer noch problematisch, wenngleich aus ganz anderen Gründen als früher: In jedem Bekanntenkreis gibt es heute diese ätzenden Laienpsychologen, die süffisant das Sprichwort anbringen werden von den Hunden, die bellen, weil sie nicht beißen können.

Das mieseste Bild gewinnt übrigens, wenn der Aufhänger sagen kann, der Künstler sei ein alter Freund oder der Dargestellte ein Familienmitglied. Wer keine Ahnen in Öl hat, kann auf dem Flohmarkt welche adoptieren. (Drum sind selbst gute Heiligenbilder bis heute so billig.) Aber so viel Chuzpe bringt Olivia nicht auf.

Was bleibt für übers Sofa? Op-art, Pop-art und Fotorealismus sind hoffnungslos out und noch zu jung, um wiederentdeckt zu werden. Es läuft halt doch auf was Heftiges hinaus. Graffiti oder solche Zappelmännchen – es muß ja nicht gleich ein echter Penck sein, der Mann hat schließlich 1000 Epigonen.

Und es wäre doch gelacht, wenn Olivia mit ihrem Charme den kleinen Skater von nebenan nicht dazu brächte, sich mal kurz und kreativ mit der Spraydose über die kahle Stelle im Wohnzimmer herzumachen. So haben viele New Yorker Galeristen schließlich auch mal angefangen …

Über Leute, die sich beim Eindruckschinden heillos verheddern

„Wir müssen endlich mal wieder Leute einladen“, sagt Carl-Boris. „Ja“, sagt Anna-Lisa. „Voglers, Beermanns, Lucky und Ariane … wir können nicht immer nur auf deren Partys gehen und uns nie revanchieren. Wenn ich drüber nachdenke: Die waren noch nie bei uns hier in der neuen Maisonette-Wohnung.“

Gesagt, getan. „Aber locker vom Hocker, see what I mean …“, warnt Carl-Boris. Anna-Lisa versteht ihn genau. Bloß kein Aufstand! Locker, luftig, leichtgekocht – nach dem Prinzip der Instantknödel-Reklame gehen heutzutage die einzig guten Partys ab. Wie aus dem Ärmel geschüttelt muß wirken, wofür sich die Gastgeber in Wahrheit zwei Wochen lang abgerackert und in Unkosten gestürzt haben.

So bahnt sich die Katastrophe, das moderne bürgerliche Trauerspiel an. Anna-Lisa hat ihr Familiensilber aufgelegt. „Wo kommt denn dieser schöne Löffel her?“ fragt Carl-Boris bäurisch, und Anna-Lisa könnte ihn dafür zum ersten Mal umbringen an diesem Abend. Muß er vor allen Leuten publik machen, daß sie sonst nur von Nirosta essen?

Die zweite Stillosigkeit begeht C. B. (wie Anna-Lisa ihn modisch nennt), als er, vorübergehend unbeaufsichtigt, einem spät gekommenen Gast den Lilienstrauß abnimmt und in diese grauenvolle Karstadt-Vase stopft! Weiß der Himmel, wo er dieses Monstrum – ein Geschenk seiner ebenso schrecklichen Schwester – hergeholt hat. Anna-Lisa hatte die Existenz dieser Vase tief ins Unterbewußtsein und/oder Sideboard verdrängt und leidet nun körperliche Qualen. Sie reißt ihm die Vase aus der Hand und ordnet die weißen Lilien in einen Sektkübel; wie man das heute so macht.

So hat auch C. B. bald Mordgedanken. Will diese Frau ihn lächerlich machen oder was? „Liebling, Beaujolais Nouveau trinkt man doch gekühlt!“ flötet sie, als er, wie's im Buch steht, den Rotwein überm Kaminsims erwärmen will. Was reitet sie, ihn hörbar zu ermahnen: „C. B., nimm bitte Frau Dr. Wedeling den Mantel ab!“ So als ob er nicht selber wüßte, daß für die Frau ihres Chefs ein paar Extra-Honneurs angesagt sind. Und als er die Gäste in seinen Computer-Raum (alias Gästezimmer) führt – zugegeben, das war bei der Planung des lässig-improvisierten Beisammenseins nicht abgesprochen –, da stolpern die Besucher erheitert über das nicht ganz saubere Katzenklo sowie ein Mittelgebirge aus Bügelwäsche, garniert mit der Fusselbürste, zwei halbvertrockneten Alpenveilchen und den Julio-Iglesias-Platten. Lauter Sachen, von denen Anna-Lisa nicht wünschte, daß ihre smarten Gäste sie sähen.

Carl-Boris schlägt grausam zurück. Ist er von Sinnen oder wie kommt er bloß auf die Idee, in Anwesenheit von Martine und Julius (dem coolen Paar aus der Szene, mit dem sich Anna-Lisa gern näher befreunden würde) den Vorschlag zu machen, ein Urlaubsvideo anzugucken?

Jeder kennt den Witz vom Ehepaar, das einen Witz erzählt: Statt Lachsalven breiten sich unter den Zuhörern Geniertheit und gequältes Kichern aus. Auf Aufsteiger-Partys geht's nicht um die Ehrenrettung einer versauten Pointe, sondern ums Überhören der Stereo-Vorschläge, wie eine Champagnerflasche zu öffnen, ein Kaminfeuer zu entzünden, ein Rehrükken zu tranchieren sei. Käse vor oder nach dem Dessert? „In England ...“, sagt Anna-Lisa, die vor zwanzig Jahren mal zum Schüleraustausch in Littleton war. „In Frankreich ...“, kontert C. B., der letzte Woche seine erste Dienstreise nach Roubaix machen durfte.

Ein Paar gibt ein Fest, und herzlose Gäste haben was zu lachen: Was letztlich will ein Gastgeber mehr? Anna-Lisa wollte mehr. Heut' nachmittag, als Anna-Lisa zum wiederholten Male mit Argusaugen die Maisonette im Klinker-End-Doppelhaus abschritt, um zu prüfen, ob bei Ankunft der Bekannten und Möchtegern-Freunde auch alles recht beiläufig-schick aussehen würde, war noch alles in Ordnung. Wie und wann hat der Blödmann die Gelegenheit ergriffen, seine heißgeliebten Karo-Pantoffeln aus der Verbannung zu holen und für jedermann sichtbar vor dem schnieken B & O-Fernsehgerät im Schlafzimmer liegenzulassen? Dieser Verräter!

Der Verräter kriegt seine Quittung. „Denk an dein Provisorium", warnt Anna-Lisa mit einem Giftmischerlächeln und teilt C. B. vom Braten nur die fade Stelle zu. Ja, Himmelherrgottnochmal, muß dieses Weib denn alle Leute darauf aufmerksam machen, daß in seinem jugendlichen Mund bereits gewaltige Brückenbauten stattfinden?

P. S.: Es war die letzte gemeinsame Party von Anna-Lisa und C. B. Anna-Lisa soll jetzt mit einem Caterer zusammenleben und Carl-Boris mit einer Zahntechnikerin.

Über Sentimentalität

Ob die Umzugspacker, der Maler oder bloß allgemeine Frühlingsgefühle vor der Tür stehen – jedenfalls muß unsere Einrichtung endlich mal abspecken. Wir wissen es nicht nur aus den wirklich schicken Wohnzeitschriften, wir wissen es auch von Besuchen bei tonangebenden Menschen: Leer sei die Wohnung, edel und cool.

Einen Schrank, haha, wer hat schon noch einen Schrank im Wohnzimmer! Oder gar eine Schrankwand – also, mit solchen Leuten verkehrt man gar nicht erst. Führende Wohnboutiquen schämen sich, so etwas zu führen – insistiert der Kunde, so wird er in den Keller oder den dunkelsten Winkel neben dem Angestelltenklo geführt, wo für die Unverbesserlichen vielleicht noch ein paar dieser absolut unmöglichen Möbel paratgehalten werden. Doch meistens bietet der Innenarchitekt die Unaussprechlichen nur noch per Katalog an – unterm Ladentisch sozusagen. Ein Designer-Sideboard, in dem nicht mehr als ein Dutzend Kaviarlöffel Platz haben, empfiehlt er stattdessen.

Auch am Normalo ist – zugegeben mit Verspätung – der heiße Wunsch nach coolem statt gemütlichem Wohnen nicht vorübergegangen. Weg mit der beschaulichen Stehlampe, her mit den Drahtseilen unter der Decke, an denen wie Wäscheklammern ein paar Halogenspots klemmen! Raus mit den weichen Teppichen, die nackten Dielenbretter, der geweißelte Betonboden sind immer noch besser – schließlich kann sich nicht jeder Marmor oder Parkett leisten. Die schwarze Ledergarnitur, Ende der achtziger Jahre für ein Heidengeld angeschafft, wandert ins Übersiedlerheim. Man wird jetzt lernen, seinen Hintern auf Philippe Starcks wackligen dreibeinigen

Stühlen zu balancieren. So weit so gut. Doch nun geht's ans Eingemachte. Oder vielmehr ans Eingeräumte, eingesargt in Kisten und Kasten. Von diesem widerlichen Trumm von Wohnwand trennt man sich leichten Herzens – standen wir eigentlich neben uns, als wir das Ding einst kauften und sogar schön fanden? –, aber der Inhalt …

Ronald droht mit Scheidung, falls Gaby sich unterstehen sollte, seine zerkratzten alten Jazzplatten wegzuwerfen. Nicht, daß er sie jemals spielte – kann er gar nicht, seit sie total auf CD umgestiegen sind. Aber er will sie behalten. Hingegen findet er es völlig überflüssig, Gabys alte Schulbücher aus der Grundschule in Bad Bocklet aufzubewahren. „Die bleiben", sagt Gaby mit diesem Drohfunkeln im Blick. „Aber die spießige Silberkanne im nachgemachten Queen-Anne-Stil wird jetzt endlich verkauft! Nein, ich habe nichts gegen deine Mutter, obwohl sie ihr ähnlich sieht …" Ronald drückt mit der linken Hand die Kanne beschützend ans Herz und ergreift triumphierend mit der Rechten eine Kaffeemütze in Kreuzstich: „Kannst du mir mal verraten, wie sich dieses Ungetüm auf dem neuen Lacktisch ausnehmen soll?" – „Gib her, du herzloser Kerl, die hat meine Oma noch kurz vor ihrem Tode gestickt!" Gaby zieht nun verächtlich schnaubend einen kackbraunen Heizlüfter ans Tageslicht. „Halt, halt", brüllt Ronald, „den wirst du noch lieben lernen, wenn die Fernheizung mal ausfällt!" – „Lieber friere ich mich zu Tode", entgegnet Gaby frostig und kramt mit angeekeltem Gesicht fünf grüne Alben mit Ronalds Briefmarkensammlung aus Pubertätstagen hervor: „Es gibt nichts Spießigeres unter der Sonne als Briefmarkensammler …" – „Die werden im Wert steigen, ganz bestimmt!" bettelt Ronald und zerrt ein Bündel Liebesbriefe hervor, die Gaby von seinen Vorgängern erhalten hat, „… was man von diesem Kitsch bestimmt nicht sagen kann!"

Gaby kontert den Angriff auf ihr von den neuen, schubladenlosen Designermöbeln bedrohtes Gefühlsleben mit Hohngelächter: Tief im Schrankbau lagern Hanteln und Expander aus den Tagen, da Ronald noch bauchlos mit einer Turnlehrerin verlobt war.

Mit mahlenden Kinnbacken schreitet das Design-liebende Paar zur notwendigen Entrümpelung des gemeinsamen Kleiderschranks. Der soll lässig und minimalistisch durch eine freistehende Chromstange im Schlafzimmer ersetzt werden. Das hat man jetzt so: wenige, aber exquisite Stücke. „Für diesen Tigerpulli bist du zu alt", eröffnet Ronald den Reigen der Feindseligkeiten. „Du glaubst doch nicht, daß du noch in diesen Smoking paßt!" kontert Gaby. „So warte doch! Wenn ich fünf Kilo abnehme ... aber was willst du denn mit diesem Stapel Nachthemden? Du schläfst doch meistens nackt!" – „Und wenn ich mal ins Krankenhaus muß?" Gabys Stimme hat sich flehentlich erhoben, als stünde der Rettungswagen bereits vor der Tür – um sofort wieder sachlich zu werden: „Kannst du mir bitte mal verraten, was wir mit dieser Kollektion von partnerlosen Socken sollen?" – „Nicht wegwerfen! Es sind ganz seltene Burlingtonmuster darunter! Die Gegenstücke müssen noch irgendwo sein. Schließlich bin ich doch noch nie nur mit einem Strumpf nach Hause gekommen, oder? Das Haus verliert nichts. Wahrscheinlich hast du sie in der Waschmaschine versiebt ..."

Unser Paar begibt sich zur Endabrechnung nun in die Küche, wo Ronald einen Vorteil wittert, da er nur selten kocht. „Ha, hier: Sago! Wann haben wir das zuletzt gebraucht? Weg damit!" Gaby antwortet auf so primitive Vorwürfe erst gar nicht, sondern entleert wieselflink die plastifizierten Einbauschränke (ein freistehender Küchenblock aus Buchenholz soll nämlich her) und türmt mit spöttischem Grinsen Rolands gesammelten Eichhörnchenvorräte auf: die Lade voller Schlüssel, die nach bestem Wissen und Gewissen der Familie zu keinem bekannten Schloß passen. Die große Schachtel mit Schnürchen und Bindfadenenden. Die Schachtel mit 77 Coupons einer verblichenen Schokolademarke, wo man gegen hundert eingesandte einen Rührquirl hätte gewinnen können.

Wir wollen unser vom Design bedrohtes Paar jetzt diskret seinem Schicksal und seinem Streit überlassen. Vielleicht überlegen sie sich das ja auch noch mal mit der Modernisierung ihrer Wohnung und Gefühle und halten ganz altmodisch und antizyklisch an ein paar Kisten und Kasten fest. Ansonsten gibt es den vielbeschrittenen Ausweg, daß Gaby verschwörerisch ihre sentimentalen Souvenirs zu ihrer Mutter bringt und Ronald die Erinnerungen an seine beste Zeit zu der seinen. Die Mütter pflegen, unangekränkelt von der Moderne, noch bauchige Laden und mysteriöse Speicher zu haben.

6.
Paare unterwegs

Über Männer, die die Koffer packen

Am Wochenende geht es los! Zum Skilaufen in die Berge oder alte Freunde in Berlin besuchen. Wir werden mit dem Auto fahren und überlegen, was mitzunehmen sei.

Während unser Mann sich gemeinhin überfordert fühlt, wenn er einen Stapel Handtücher ordentlich in den Schrank räumen soll oder auch nur den Kühlschrank-Inhalt übersichtlich gestalten, macht er sich in neunzig Prozent aller Beziehungen gebieterisch anheischig, eigenhändig das Auto zu packen. Frauen sehen das mit Grauen. Sie haben sehr ungute Erfahrung mit den Stau-Systemen der Männer. Nach dem Großeinkauf im Supermarkt liegen die Tomaten und Bananen immer ganz unten, hübsch platt gemacht von der Kiste Mineralwasser. Die Tiefkühlware steckt der Mann ins Handschuhfach, damit er nicht vergißt, sie als erstes rauszunehmen. Was dazu führt, daß man seine Rehleder-Handschuhe wegwerfen kann, weil der penetrante Geruch nach wochenlang vergärten Scampi nie wieder wegzukriegen ist.

Beim Autopacken murmeln Männer was von der Trägheit der Masse und physikalischem Verständnis, was außer der Bundeskanzlerin keine Frau so richtig hat. Der Atlas liegt dann immer unter dem schwersten Koffer und dem Reserverad, der Waschbeutel ist nur zugänglich nach komplettem Entladen der Bananenkartons voller Kaminholz, Computerzubehör und 47 Krimis als Ferienlektüre.

Neben dem „Wie? – Was? – Wohin?" beim Packen sorgt auch die Frage „Wann?" für Zündstoff in Zweierbeziehungen.

Männer gibt es, die für einen Zweitagestrip nach Zürich schon eine Woche vorher die fix-und-fertig gepackte Reisetasche der Frau einfordern. Andere bringen ihre Mitreisenden zur Verzweiflung, weil um Mitternacht (im Morgengrauen soll es auf dem Landweg für sechs Wochen nach Griechenland gehen) noch kein Teil im Auto verstaut ist.

Frauen sehen das, wie gesagt, mit stillem Grauen. Halten sich mit ihren Kommentaren jedoch zurück. (a) Soll man nie und nirgends das männliche Selbstbewußtsein zerstören. (b) Lieber auch nicht seine Leistungsfähigkeit.

Wie er das hinkriegt, neben den Fahrrädern auf dem Dach auch noch das Vertiko und die Duschkabine fürs Ferienhaus zu befestigen – also, das hätten wir nicht gekonnt!

Über Frauen im Fachmarkt

Frauen mögen andere Geschäfte als Männer, das weiß jedes Kind. Damen und Mädchen können sich stundenlang in Boutiquen für Röcke und Blusen herumtreiben, während es Herren und Buben stärker in Geschäfte für Mäntel (von Fahrradreifen) und Zylinder (für Autos) zieht. In harmonischen Beziehungen wird das jeweils andere Geschlecht dennoch gebeten, doch bitte mal mitzukommen und Entscheidungshilfe zu geben. Eine Sache, die wir oft genug bereut haben, wenn der Mann an unserer Seite dann mosert: „Diese Hose macht einen dicken Hintern." Oder: „Von den Jacken hast du doch schon drei im Schrank." Was natürlich beides vollkommen falsch ist. Es muß aber gesagt werden, daß man in Damenläden das Problem mit dem Co-Käufer längst erkannt hat und diesem Geschwätz keine Beachtung schenkt, sondern alles tut, um den Nörgler abzulenken und ruhigzustellen. In High-Class-Boutiquen wird um den flankierenden Mann ein bezaubernder Aufstand gemacht. „Wollen Sie den Playboy lesen? Mögen Sie einen Espresso oder ein Gläschen Prosecco?" Von derartiger Fürsorge für die Begleitperson ist bei Elektronik-Müller oder Schrauben-Schultheiß leider nichts zu spüren.

Vielmehr wird die Frau im Technik-Laden beäugt wie ein feindlich gesonnenes, außerirdisches Wesen. Ein Alien, das keine Ahnung hat, was an einem hydraulischen Flaschenaufzug oder einer lasergesteuerten Kettensäge so faszinierend sein könnte wie, sagen wir mal, an einem seidenen Unterrock.

Das Verkaufspersonal fürchtet nicht zu Unrecht, daß die frustrierte Frau sagen könnte: „Hast du ne Schraube locker?", wenn der Mann einen Akkuschrauber für 900 Euro erwerben möchte, wiewohl er doch nur eine schiefe Küchenschranktür befestigen soll. Daß selbst die allerleckersten Gewindebohrer und Feinsägen ihr nur ein Gähnen entlocken. Daß sie bei der Präsentation einer hochmodischen Elektronikweiche guckt wie Heidi in Frankfurt.

Verhalten sich Männer in weiblichen Domänen wie Schuh- und Wäschegeschäften besser? Handzahmer? Ja. Kein Wunder. Die Verkäuferinnen sind für gewöhnlich hübscher und riechen einfach besser.

Über Handtaschen

Es gibt diese Männer, die rumlaufen wie ein wandelnder Werkzeugkasten: Immer alles dran am Mann. Vom Schuhlöffel in der Gesäßtasche bis zum Dosenöffner am Taschenmesser. Besonders auf Reisen erweisen sie sich als Verstau-Genies: Hansaplast und Pinzette in der Brieftasche und ein Notgroschen in Form eines 50-Euro-Scheins listig unter der Einlegesohle verborgen.

Häufiger ist jedoch das andere Extrem: Viele Männer sind stolz darauf, daß sie mit ein bißchen Kleingeld in der Hosentasche und einer Kreditkarte lässig durchs Leben kommen. Ganz im Gegenteil zur Frau an ihrer Seite, deren kleines Neurotikermuseum, sprich Handtasche, sie gern bespötteln: „Sagenhaft, was meine Frau immer so alles mit sich rumschleppt!“

Der Spott läßt nach bei der ersten kleinen Unpäßlichkeit des Mannes.

„Hast du mal eine Aspirin?“ – „Wo ist die Mückenstichsalbe?“ – „Ich bräuchte mal ein Pflaster – meine neuen Sandalen scheuern!“ – „Warum hast du nur deine Sonnenbrille mitgenommen und nicht meine?“ – „Früher hattest du immer einen Knirps in der Tasche.“ –„Hast du wirklich keinen Schokoriegel dabei? Mir ist nach dem exotischen Essen so flau im Magen.“ – „Wie – du hast die Sonnenschutzcreme vergessen? Du weißt doch, was für eine empfindliche Haut ich habe!“

Mit anderen Worten: Der Mann mit der schlanken Silhouette ohne ausgebeulte Hosentaschen, ohne Touri-Rucksack oder Bauchbinden-Banane, verläßt sich voll und ganz auf seine Frau als wandelnden Erste-Hilfe-Koffer und fliegendes

Reisebüro. „Die Banken in dieser Bananenrepublik wollen Geld nur mit Ausweispapier tauschen – du hast deinen Reisepaß doch sicher dabei, oder?" – „Wenn die Traveller-Checks nicht in deiner Handtasche sind, dann muß sie der Taxifahrer geklaut haben!" – „Den klobigen Hotelschlüssel mußt du einstecken, der ruiniert die Taschen meiner neuen Jeans."

Fazit: Wenn die Frau den Paar-Frieden auf Reisen nicht gefährden will, bleibt ihr nichts anderes übrig, als wie ein schwerbeladenes Beuteltier hinter ihrem alerten Mann auf die Zugspitze oder den Azteken-Tempel zu klettern.

Über Männer im Porzellanladen

Mein Schwager Klaus hat eine Formaldehyd-Allergie. Sagt meine Schwester, weil er es ihr so erklärt hat. Das Leiden trat zum ersten Mal auf nach einem ausgiebigen Ikea-Bummel, wo es ihn kurz vorm Ende der zweiten Stunde an den Glühweinstand vor dem Ausgang trieb. Dort ging es ihm gleich besser. Er könne einfach, sagt mein Schwager, die Ausdünstungen in den Wohngeschäften nicht ertragen. Reagiert darauf mit trokkenem Mund, Kribbeln auf der Haut, Hitzewallungen, schlechter Laune. Vor allem letzteres …

Zweifel an dieser Selbstdiagnose kamen meiner Schwester, als diese Symptome auch in Porzellan- und Stoffläden und anderen garantiert formaldehydfreien Räumen auftraten.

Daß Männer in Damenboutiquen klimakterische Zustände kriegen, weiß jedes Teenie-Girl. Weswegen kluge Frauen zwischen acht und achtzig sich dorthin lieber von einer Freundin begleiten lassen als von einem Mann. Soll jedoch ein Eßtisch oder ein Sofa angeschafft werden, so glauben viele Frauen sehr naiv, die sorgsame Wahl müsse doch auch den interessieren, der es mitbesetzt, mitbesitzt und mitbezahlt. Ein Irrtum. Bloß nicht so viel Gedöns! Und mehr Zielorientierung! Will ein Mann einen Küchenhocker kaufen, begibt er sich schnurstracks in die Abteilung Küchenhocker, ohne wie die Frau nach rechts und links zu gucken und in Entzückensschreie auszubrechen der Art „Guck mal, dieses schöne Raffrollo!“ oder „Wär das nicht ein schöner Schreibtisch?“ – „Wir haben schon zwei Schreibtische“, entgegnet der Mann irritiert, vorwärtsstürmend zu den Hockern, während die Frau sofort alle Schubladen ausprobiert und auch noch eine Nachttischlampe streichelt.

Männer werden entweder barsch oder unpäßlich, wenn sie gebeten werden, tagelang bei verschiedenen Beleuchtungen Bezugsstoffe zu beurteilen. Und ob die neue Kaffeekanne den Henkel rechts oder links hat, ist ihnen wurscht!

Über leere Hände

Männer haben meistens leere Hände. Von den Ausnahmen abgesehen, wo sie im Nachtclub einen Porscheschlüssel um den Zeigefinger kreisen lassen, um anwesenden Blondinen nonverbal zu erklären, daß sich eine Bekanntschaft mit ihnen lohne.

Frauen haben fast immer die Hände voll. Wenn man sie besuchen kommt, halten sie garantiert grad einen Staublappen, ein Vokabelheft, einen Lippenstift, die Hunde-Haarbürste oder mindestens ein Papiertaschentuch in der Hand.

Was viele Männer misogyn (ein vornehm klinischer Ausdruck für frauenfeindlich) stimmt, sind die Frauen in der Schlange im Supermarkt, die im Schneckentempo mit der linken Hand das Laufband mit ihrem Monatseinkauf beladen. Weil sie mit der rechten krampfhaft ihren Autoschlüssel, die abgehakte Einkaufsliste, ein Alpenveilchen oder ein schreiendes Baby umklammert halten. Schlimmer sind in Männeraugen eigentlich nur noch Damen, die ungerührt das Förderband mit Bergen von Lebensmitteln zuschütten. Um erst wenn die Kassiererin den Betrag von 86,13 Euro verkündet, fieberhaft nach ihrem Portemonnaie zu suchen. Wenn endlich gefunden, müssen sie feststellen, daß da nur ein Fünfziger drin ist. Also erneutes Gegrabe nach der Kreditkarte – oje, die muß im Auto geblieben sein!

Ein Tip für den Fall, daß Sie mal einen Etappensieg im Geschlechterkampf verbuchen wollen: Wenn er „Komm mal schnell und halte mir die Leiter“ schreit oder zärtlich „Leg dich doch ein Viertelstündchen neben mich“ ruft – behalten Sie in aller Unschuld das Parfumfläschchen, den Kochlöffel oder die Kontoauszüge in der Hand, mit denen sie grad beschäftigt waren.

Über das beste Stück

Bekanntlich gibt es eine Reihe glücklicher Paare, die separate Schlafzimmer haben, aber beim Essen ein Herz und eine Seele sind. Getrennt im Bett, vereint bei Tisch bestätigen sie die Lebensweisheit, daß kulinarische Genüsse die Erotik des „dritten Alters" sind. Welches bei manchen Paaren schon erstaunlich früh einsetzt. Umgekehrt gibt es Männer und Frauen, die hervorragend zusammen schlafen können – aber nicht zusammen essen. Weil einer von beiden zum Beispiel gern im Bett frühstückt – was den anderen krümeltechnisch regelmäßig in die Flucht treibt. Und überhaupt ist es manchen Leuten ein Greuel, eine Tasse Tee und ein Stückchen Toast zu sich zu nehmen, ohne vorher geduscht zu haben. Der Partner wiederum findet, daß sich das Zähneputzen eigentlich erst nach dem Frühstück lohnt.

Später am Tage werden die unterschiedlichen Ernährungsgewohnheiten erst recht relevant. Unser Paar geht heute abend mal ins Restaurant. Der Mann bestellt Schweinshaxe oder Sülze mit Bratkartoffeln. Die Frau, wie immer, „nur einen kleinen Salat". Kaum hat sie ihre kalorienarme Kaninchen-Mahlzeit vor sich stehen, da kreist ihre Gabel schon wie ein Geier über dem anständigen Essen des Mannes. Das ist typisch weiblich. Genau wie die Angewohnheit, immer einen kleinen Rest Milchkaffee, Cola light oder Rotwein im Glas zu lassen.

Andererseits sind mir nur Männer bekannt, die sieben Mal am Tag ein Wurst- oder Käsebrot einschieben müssen – und zwar zu den allerunpassendsten Gelegenheiten aus Sicht der Frau: Die Küche ist entweder picobello frisch geputzt. Oder sie will Marmelade kochen und da irritieren der Romadur-

Rest und die angebissene Laugenstange zwischen den sterilisierten Gläsern gewaltig.

Bisweilen werden Gäste zu einem ambitionierten Abendessen erwartet und die Frau hat, wie Starköche es tun, alles fein säuberlich geschnippelt zurechtgestellt. Der Brathering inmitten der Mise en place ist da ein unerwünschter Fremdkörper.

Mein Mann hat bei solchen Anlässen eigentlich Küchenverbot, an das er sich aber meistens nicht hält. Deswegen überlege ich grad, ob man um des Paar-Friedens willen einen kleinen Kühlschrank in seinem Hobbykeller installieren soll.

7.
Freunde fürs Leben

Über den besten Freund des Mannes

Die Frau schwärmt beharrlich von einer Bildungsreise zu den Loire-Schlössern. Oder sie wünscht sich zum Geburtstag Opernkarten für Bayreuth. Und außerdem möchte sie sich die Haare mal richtig kurz schneiden lassen.

Lauter Sachen, die dem Mann nicht so richtig schmecken. Er kann sich nicht vorstellen, daß derlei verbreitete weibliche Wünsche dem Kopf der eigenen Frau entsprungen sind, sondern meint mißtrauisch: „Da steckt doch bestimmt wieder Isolde dahinter!"

Ein Eßzimmerstuhl lahmt? „Da hat wahrscheinlich dein Freund Frank gesessen", bemerkt die Dame des Hauses spitz. Man möchte Oma einen Cognac anbieten und die Flasche ist leer? „Na ja, gestern war ja dein Freund Christoph hier ...", sagt die Frau süffisant.

In der ersten Wahnsinnszeit der Verliebtheit können ein Mann und eine Frau bekanntlich von Luft und Liebe leben. Sie brauchen weder Austern noch Champagner als Aphrodisiaka und schon gar nicht brauchen sie den Segen oder das Dreinreden guter Freunde. Beides ändert sich im Lauf der Zeit.

Gute Freunde überdauern oft mehrere Ehen und Liebschaften. Eben drum wird diese Mitgift des Partners vom anderen meist sehr distanziert betrachtet. Die beste Freundin der Frau weiß mehr vom Vorleben (und eventuell auch vom Nebenleben) der Liebsten, als der Mann je erfahren wird. Der beste Kumpel des Mannes (mit dem er sich, anders als mit seiner Frau, fast wortlos versteht) animiert ihn zu familienfernen Motorradtouren oder Bastelstunden im

Werkkeller, wo sie einander stumm den Vierkantschrauber und das Dosenbier reichen und sichtbar ein Herz und eine Seele sind.

Über die Sucht, andere in Glück und Unglück zu übertrumpfen

Skat, das donnernde Krachen von Männerfäusten auf den Biertisch, gepaart mit dem Gröhlschrei „Trumpf!“ ist in der Society verpönt. So deutsch, so proletarisch, so igitt. Übertrumpfen geht in diesen Kreisen nämlich mit leisem Giftmischer-Lächeln einher.

„Ihr fahrt auf die Seychellen? Wie nett. Wir waren da – laß mich nachdenken, ich glaub vor 15 Jahren, als von Massentourismus noch keine Rede sein konnte.“

Marianne erzählt mit leuchtenden Augen von ihrem ersten First-Class-Flug nach New York; wegen einer ungleichmäßigen Belastung der Maschine hatte die Stewardess sie und ihren Freund gebeten, dort Platz zu nehmen. Ja, das sei angenehm, bestätigt Mathilde, allerdings sei es entschieden noch angenehmer, im Firmenjet fliegen zu dürfen …

Rainer hat sich unter Gewissensbissen das erste Kaschmirjackett seines Lebens geleistet. „Über den Preisschock kommt man weg“, tröstet sein Freund Per-Oliver, „ich hab’ meine neulich gezählt und kam auf elf …“

Mitnichten ist die Übertrumpferei auf finanziell gut Gepolsterte beschränkt. Wenn Clara glücklich ihrer Freundin erzählt, daß sie nach energischer Diät soeben einen Rock in Größe 38 erwerben konnte, verweist diese auf ihr Kleid in Größe 36. Wenn Karl-Heinz im Bekanntenkreis erzählt, daß er gottseidank endlich einen Auftrag der renommierten Firma *Profit* ergattern konnte, wird sich auch ein Heinz-Carl finden, der von dieser Firma schon drei Aufträge hatte und weitere ablehnen wird, denn so doll ist diese Firma nun auch wieder nicht … Selbst schüchtern vorgetragene, kleine Erfolgsmeldungen reizen den notorischen Übertrumpfer nämlich zu einem Verhalten wie in kindischen Computerspielen: Wo immer sich im Gesichtsfeld was rührt – bumm, krach, mit der Breitseite drauf und den Gegner plattwalzen, noch ehe der seinen Satz fertig hat.

Und übrigens ist es eine ganz irrige Annahme zu glauben, der deutsche Prahlhans beschränke sich auf positive Dinge. Der gnadenlose Wettbewerb, wer der Größte ist, läuft ebenso flott beim Thema Hans im Unglück.

Dein Freund hat sich beim Skilaufen das Bein gebrochen? Schlimm – aber so schlimm nun auch wieder nicht, denn mein Freund hat sich das Becken gebrochen letztes Jahr!

Wenn du klagst, daß du drei Wochen auf den Klempner gewartet hast, wird dir Alfred das Wort abschneiden und sagen, er habe vier Wochen gewartet, und dann sei der Mann besoffen gekommen. Euch hat man in Italien das Autoradio geklaut? Das ist noch gar nichts, Huberts kennen Leute, bei denen haben sie auch die Sitze mitgenommen. Sie sind schockiert über Ihre Telefonrechnung vom letzten Monat? Meyers hatten garantiert das Doppelte. Bei Gerda in der Straße ist eine Frau überfallen worden. Das ist noch gar nichts, denn bei Simone ist so was im eigenen Haus passiert. Zwar im Jahr bevor sie einzog, aber trotzdem war sie doch viel näher dran, gell?

Nur sehr liebe und ein bißchen naive Leute begreifen das Übertrumpfen im Unglück als ungelenken Trost. In den meisten Fällen handelt es sich um den brutalen, meistens glückenden Versuch, das Gespräch an sich zu reißen und die Aufmerksamkeit der Umstehenden.

Wer weder mit eigenem Glück noch Unglück trumpfen kann, hat vielleicht ja Kinder. Ein besonders beliebtes Vehikel zur Selbstdarstellung. Ist Müllers Sohn zum Klassensprecher gewählt, dann hat es Müller-Grabfelds Sohn wahrscheinlich zum Schulsprecher gebracht. Ist Gaby R. mit dem Sohn des

Bürgermeisters befreundet, so deutet die Mutter von Laura T. die Verbindung ihrer Tochter zu einem amerikanischen Senator an. Ist Philip ins Schulorchester aufgenommen, so spielt Nachbars Felix bestimmt schon im Rundfunk. Und so weiter und so fort.

Was Herr und Frau Wichtigtuer nicht ertragen können, ist schlicht und einfach die historische Wahrheit, daß auch Nicht-Wichtigtuern manchmal etwas Interessantes zustößt. Das finden sie ungerecht, und dagegen gehen sie mit allen Mitteln vor.

Über ein Uralt-Problem

Gabrielle (auf das doppelte „l“ legt Gaby den größten Wert, weil sie angeblich eine italienische Urgroßtante und neuerdings ein Haus in der Toskana hat) und Christoph sind eingeladen bei Peter P.

Diese Einladung ist keine Routinesache, sondern eine Genugtuung, ein Erfolgserlebnis, eine bestandene Prüfung: Jahrelang hat unser Pärchen darauf gewartet, in diese Clique vorzudringen. Endlich mal über das Tresen-Hallo und das Sauna-Nicken hinauszukommen. Nun ist es soweit. Und während sich heutzutage kein In-Mensch mehr den Kopf zerbricht, was er anziehen soll – man will ja um Himmels willen nicht feingemacht aussehen –, quält dafür die Frage nach dem Mitbringsel um so mehr. Rasend originell soll das Geschenk sein, aber wiederum nicht so plump-vertraulich-witzig wie diese Grillschürzen mit der Aufschrift „Hier kokelt der Chef“. Es darf nicht protzig wirken, das Gastgeschenk, aber gern teurer aussehen, als es tatsächlich war … Es soll von unaufdringlicher Eleganz sein und sich zugleich dauerhaft einprägen, so daß der Gastgeber noch nach Jahren spricht: „Woher wir diesen entzückenden und zugleich praktischen Korkenzieher haben? Den haben uns diese reizenden Leute Gabrielle und Christoph mal geschenkt.“

Tagelang hat Gabrielle die sogenannten Geschenkboutiquen abgeklappert und hat nichts entdecken können, was zugleich gediegen und ausgefallen, preiswert und unvergeßlich, dekorativ und nützlich wäre. An Neo-Nippes herrscht in diesen Läden kein Mangel – aber möchte man etwa selber den Frosch als Kanne, die Kuh als Seifenspender, die meterlangen

Strohhalme mit Knoten geschenkt kriegen? Nein, deswegen hat man ja Schubladen voll davon, in denen all die humorigen Badewannentiere, hausbackenen Salzteigfiguren, Trockenblumengebinde und bunten Platzdeckchen, die nicht zur Tapete passen, schlummern.

Es wäre verlockend, da einfach hineinzugreifen und zum Beispiel die originalverpackten Eierbecher mit Menschenfüßen herauszuholen … aber diesmal, bei Peter P., wollen Gabrielle und Christoph Eindruck schinden, und deshalb wird die Idee des Geschenke-Recyclings verworfen. So kommt es diesmal auch nicht in Frage, daß Christoph (der einen Hang zum Geiz hat) mit Gönnermiene ein T-Shirt oder eine Papierschere mitnimmt, die das Emblem seiner Firma tragen, weil er sie zum Selbstkostenpreis in der Werbeabteilung seiner Firma besorgt hat. Und Gabrielle verzichtet auf das Austeilen überzähliger Souvenirs von Fernreisen: Zwischen Fuerteventura und den Fidji-Inseln gerät sie nämlich regelmäßig in Kaufrausch und kauft Papiersonnenschirme, Porzellanmuscheln, chinesische Rechenmaschinen, andalusische Fächer – kurzum: alles, was kein mitteleuropäischer Mensch brauchen kann –, um sie dann den verlegenen Gastgebern in die Hand zu drükken. Auch die kleine Bastelarbeit vom Sprößling – klassisches Notnagelgeschenk, wenn man bei Omas oder Tanten eingeladen ist – will hier nicht passen.

Noch ein Tag bis zur Party bei Peter P.; Krisensitzung bei Gabrielle und Christoph.

„Dann nehmen wir eben einfach Blumen. Blumen sind immer vornehm."

„Blumen für einen Mann? Ich weiß nicht, nachher denkt er noch, wir denken, er sei schwul, obwohl wir das überhaupt nicht denken. Und außerdem hat er Heuschnupfen. Dann doch lieber ein Buch."

„Ein Buch, nein wirklich! Das kann man in unseren Kreisen überhaupt nicht schenken, weil jeder denkt, du drückst ein Besprechungsexemplar ab!“

„Eine CD? Ich bitte dich, Peter steht auf Modernen Jazz, wovon wir nun wirklich überhaupt nichts verstehen, und außerdem hat er eine stadtbekannte Sammlung.“

„Wie wär's mit einem Aschenbecher?“ – „Peter hat das Rauchen aufgegeben.“

„Dann eben was Süßes, ich meine, vielleicht ein Pfund Trüffel oder so.“

„Find ich schrecklich unoriginell, das schenken immer alle Leute den frischgebackenen Nichtrauchern.“

„Eine Flasche Champagner ist nie verkehrt.“ – „Aber auch nicht billig, und außerdem gibt es nichts Deprimierenderes als eine Batterie Champagnerflaschen in Cellophan, die dann noch lauwarm zum Ausschank kommen, weil der Beschenkte sich dafür schämt, daß er nur Aldi-Sekt in die Bowle getan hat.“

„Hm, hm. Da hast du auch wieder recht. Aber was hältst du von einem schicken Kochbuch?“

„Fände ich äußerst peinlich. Das kann man leicht als Kritik an deren Partyfraß auslegen. Das wär', als wenn man einem Typ mit notorischem Körpergeruch demonstrativ ein Stück Lavendelseife schenkte.“

„Ich selber freu mich immer über was Duftendes.“ – „Nee, das ist viel zu intim.“ – „Es gibt jetzt diese tollen amerikanischen Raumparfums für die Wohnung ...“ – „Soll er denken, wir denken, daß es bei ihm mieft?“

„Ich weiß was: Wir schenken ihm drei Gläser Luxus-Senf; so was ist jetzt in. Hannah kriegte zu ihrem Geburtstag eine Flasche Balsam-Essig und hat sich darüber riesig gefreut.“ – „Das war vor zehn Jahren! Inzwischen kannst du den Balsamico bei Edeka kaufen! Da kannst du ja gleich ein Paket Waschpulver verschenken.“

„Und wenn wir was selber machen?“ – „Wolltest du vielleicht einen Topflappen häkeln? Nur zu … aber dann kannst du allein hingehen.“ – „Gemeiner Kerl, du weißt genau, daß ich nicht häkeln kann! Ich dachte mehr an selbstgemachtes Pfirsichchutney oder …“ – „Oder deine berühmte Rosenmarmelade, die bei jedem mir bekannten Menschen aus unserem Bekanntenkreis zu Recht unangetastet auf dem Regal steht? Hör mal, Gabrielle, Peter ist mir nicht nur menschlich, sondern auch geschäftlich wichtig. Ich will da nicht dastehen wie ein Geizkragen und auch nicht wie ein Spießer mit plätzchenbackender Frau. Ist das klar?“ – „Dann entwickle gottverdammt selber eine Idee!“ – „Hab’ ich ja. Du gehst morgen in diesen Edel-Papierladen und kaufst was Todschickes so um die zwölf Euro.“ – „Da kriegst du grad ein Fäßchen Luxustinte, ist zwar sehr en vogue, aber Peter kommuniziert nur mit dem Computer, wie du weißt!“

Über eine neudeutsche Verklemmung

Darf ich vorstellen? Das ist mein – ähem – Freund. Oder soll man lieber „mein Bekannter“ sagen? „Mein Verlobter“ – da lachen ja die Hühner. Das ist Karl-Heinz – wohl wahr, aber da unterschlage ich eine wesentliche Information, an der mir gelegen ist: Die Leute sollen durchaus wissen, daß Karl-Heinz weder mein Bruder noch Untermieter ist, weder nur Kollege noch schon Angetrauter.

Ach, diese akrobatischen Verrenkungen der deutschen Sprache in Herzensangelegenheiten! Amerika, du hast es besser. Da stellt man seinen Karl-Heinz als *boyfriend* vor, und damit weiß jeder, daß er mehr ist als nur ein *friend*. Oder man sagt cool und genau: Karl-Heinz *is my living-in*. Der wohnt bei mir. In Schweden sagen sie *sambo*; eine Verknappung der Wörter „zusammen wohnen“. Auch unter einem *going steady* kann man sich was vorstellen: Nicht nur ständig, sondern auch stetig geht man mit einem bestimmten Typen durch die Szenen und durchs Leben.

Das Possessivpronomen „mein“ klingt auf deutsch einfach so erdenschwer und besitzergreifend. „Mein Mann“ – welcher aufgeklärten Frau kommt so was leicht über die Lippen? In vielen anderen Sprachen gibt es eine feine Zweiteilung zwischen Mann und Ehemann, zwischen Frau und Ehefrau. *My man* und *my husband*, *woman* und *wife* ist so wenig dasselbe wie *mon homme* und *mon mari*, wie *una donna* und *una moglia*, wie *kvinna* und *hustru*. Wir dagegen können von einem Gatten oder einer Gemahlin nur reden, wenn wir auf kabarettistische Heiterkeitserfolge aus sind. Daraus ergibt sich das Problem, daß man den unschuldigen Satz „Ich möchte Ihnen meinen Mann vorstellen" auf deutsch eigentlich nur als Trauscheininhaber sagen kann, wenn man nicht der Hochstapelei verdächtigt werden will. „Meine Frau findet auch ..." sagt ein deutscher Mann nur übers Ehegespons.

Wie nennt man den Menschen, den man ohne Ringwechsel und Gütergemeinschaft liebt? „Der/Die Meine" klingt nach vorletztem Jahrhundert. „Meine Geliebte" klingt naßforsch erotisch. „Mein Bekannter" riecht nach Ängstlichkeit und eingeschränktem Wortschatz. „Mein Gefährte" müffelt nach Balladenbuch und nach Liebe ohne Sex. „Meine Freundin" schmeckt nach Alles-Offenlassen und Unoriginalität. „Mein ständiger Begleiter" klingt wie aus einem Illustriertenbericht der fünfziger Jahre. „Mein bestes Stück" wie aus einem Heinz-Rühmann-Film. „Die Frau meines Herzens" hat was von Försterliesel, „mein langjähriges Verhältnis" hört sich nur neckisch an.

Besondere Originalität ist aber ebenfalls gräßlich, wenn es um so was ganz Normales wie die Liebe geht: „Mein Sozialpartner" – verkrampfter geht's wohl kaum noch. Und wer kennt nicht so einen stolzen Anti-Spießer, der das Standesamt mit der Hölle verwechselt und die Frau an seiner Seite drum mit dem Lippenbekenntnis des Nonkonformisten vorstellt: „Das ist Angela – die Mutter meiner Kinder."

Szene-Jargon ist eigentümlicherweise fast immer frauenfeindlich; seltsam ist das deswegen, da es meist bekennende Linke sind, die ihre Gaby früher „meine Ische" oder „meine Torte" nannten und heute mächtig männlich-markig „meine Alte". Wobei fairneßhalber angemerkt werden muß, daß „meine Alte" in diesen Kreisen nur gebraucht wird, wenn die Frau noch kein bißchen alt aussieht. Soll wahrscheinlich Ironie sein.

Ironie ist ja an sich und meistens etwas Wunderbares – doch bekanntlich muß sie bei spröden Menschen auch manchmal herhalten, um emotionale Unsicherheit und Verklemmung zu kaschieren.

Ironie ist auch im Spiel, wenn Knackis und Fürsorgezöglinge von ihrer Liebsten mit dem biedermeierlichen Wort „meine Braut“ reden, während ein gutbürgerliches junges Mädchen sich eher die Zunge abbisse, als ihren Sven-Torsten in der Disco mit „mein Bräutigam“ vorzustellen. Da sagt sie doch eher locker-flockig „mein Typ“. Es ist bezeichnend, daß Rockerbräute ein feststehender Begriff sind für junge Damen, die de facto eher Groupies einer Motorradclique sind. Während kein Mensch von Banker-Bräuten spricht, selbst wenn es in diesen Kreisen sogar noch Verlobungsanzeigen auf Bütten gibt.

Verwöhnte Vorort-Ladies sowie engagierte Sozialarbeiterinnen haben häufig nichts anderes gemeinsam als die Gewohnheit, von ihrer momentanen Liebe als von „meinem Kerl“ zu reden oder, noch putziger, räudig: „mein Frohmacher“.

Da es für den „Kerl“ und den „Typ“ keine weiblichen Entsprechungen gibt, mußten sich Männer mit Profilneurose ein anderes starkes Wort aus der deutschen Wortschatzkiste fischen: Sie wählten, Alternative wie Arrivierte in seltener Übereinstimmung, eine Antiquität: „mein Weib“.

Über ungemütliche Momente auf der Sofakante

Monika – wir haben sie als Moni, Monique, Mona und Momo gekannt. Je nachdem, wer grad der Mann ihres Herzens war.

Wir nennen Monika unbeirrt und treudeutsch „Monika", was uns erlaubt ist, weil wir mit ihr auf der Schule waren und ihr auch sonst die Treue hielten.

Monika führt ein spannenderes Leben als wir, aber kein leichtfertiges. Sie ist nur einfach nicht in die Falle gelaufen so wie wir. Unsereins sitzt jetzt seit Jahren fest in einer festen Beziehung. Monika war in all der Zeit unser Lichtstreif am Horizont. Konnte zu kühnen Vernissagen gehen, während wir uns auf Elternabenden zur Vorschulproblematik langweilten.

Doch ab und an macht Monika Ernst mit der Partnersuche. Es sind die alarmierenden Anrufe, wenn sie uns erklärt, daß sie Manfred schon seit zwei Monaten kennt. Aber eben erst selber ganz sicher sein wollte ... Wir verstehen. Den Conny hat sie uns schon am Morgen danach zum Sonntagskaffee gebracht. Mit Manfred muß es was Besonderes sein. Was uns den Gastgeberjob bestimmt nicht leichter macht. Also, mit dem meint es die Monika offenbar ernst. Langzeitperspektiven sind zu berücksichtigen. Bei dem will sie nicht nur wissen, wie er uns gefällt. Auch wir werden in so einem Fall getestet. Wenn er uns nicht mag, wird es keine gemeinsamen Silvesterfeste und Urlaube mehr geben.

Monika und Manfred schellen pünktlich an der Tür. Manfred nennt Monika beim Mantelabnehmen „Nicky". Ein Kind hat sich aus dem Bett geschlichen, lugt durchs Treppengeländer und saust wieder weg, um seinem gottlob zurückhaltenderen Bruder trompetend Bericht zu erstatten: „Das letzte Mal sah der Onkel Jakob viel dünner aus, und eine Brille hatte er auch nicht. Außerdem hat er nichts mitgebracht." Wir brüllen mit rotem Kopf „Ruhe da oben!" und säuseln dann liebenswürdig: „Kommen Sie ruhig herein, Manfred. Monika hat uns schon sooo viel über Sie erzählt ..." – „So", sagt Manfred, „was denn?" Das trifft uns unvorbereitet; schließlich können wir unmöglich die Wahrheit sagen, die lauten würde: „Er hat Genscher-Ohren, Geheimratsecken und kein Geld, aber er hat eine gewisse Tiefe und ist eine Granate im Bett. Außerdem ist er rasend in mich verliebt und schrecklich eifersüchtig."

Also stieben wir hüstelnd davon; der Mann begibt sich in den Keller, um eine Flasche Wein zu holen (obwohl schon eine im Kühlschrank bereitliegt), die Frau muß nur noch mal schnell die Katze rauslassen. „Laß sie bloß draußen, Manfred ist wahnsinnig tierlieb, aber er hat eine Katzenhaarallergie", kann uns Monika noch warnend zuflüstern.

Monika zeigt Manfred die Wohnung, und wir hören sie nur das Beste über uns brabbeln. Der Zwang besteht darin, daß da zwei wildfremde Parteien aufeinanderprallen und sich mögen sollen, sonst macht es Monika unglücklich.

Wir tun unser Bestes. „Manfred, haben Sie schon den Film ‚Dunkle Knoten' mit Blacky Noiret gesehen? Also, all unsere Freunde ..." – „Manfred macht sich nichts aus Kino", sagt Monika schnell.

„Das Wetter heute – geht es euch auch so auf den Geist?" fragen wir unglücklich. „Oh, seit ich mit Manfred zusammen bin, sind meine Kopfschmerzen ganz verschwunden", flötet Monika. „Genau", bekräftigt Manfred, „wenn man den ganzen Tag im Be ..., ich meine Büro, liegt, ich meine sitzt, dann hat man andere Sorgen."

Reden wir also über was anderes. Über Musik zum Beispiel. Mit Musik geht alles besser. Wir legen Karajans letztes Neujahrskonzert auf. Wildes Augenbrauenheben von Monika. Haben wir vergessen, daß Manfreds Vorvorgänger Buchhalter an der Staatsoper war und Manfred mächtig eifersüchtig drauf? Also bitten wir abrupt zu einem kleinen Imbiß. Mangels Gesprächsstoffs plappern wir munter dahin über die Qualität von Freilandtomaten und Vollkorn-Blinis, bis uns Monika in einem günstigen Moment in die Ohren zischt: „Laßt das! Der Hobbykoch, das war Harald, und mit dem bin ich längst fertig!"

Manfred, der Neue, tut tapfer so, als kriege er von all den abgewürgten Gesprächsthemen um ihn herum nichts mit. Monika weist uns auf Manfreds Interessen hin. Er ist bei der Steuerfahndung, aber ansonsten wirklich nicht so. Jetzt ist es an uns, verstockt zu reagieren. War es vorhin nötig, Monikas Neuem en détail zu erzählen, wie listig wir die französische Art-deco-Lampe durch den Zoll gebracht haben?

Von oben ruft das hinterfotzige Kind: „Früher hat uns Onkel Jakob immer eine Gutenachtgeschichte erzählt." Unter dem Vorwand, die Aschenbecher leeren zu müssen, begeben wir uns hastig ins Kinderzimmer und erklären, daß Onkel Jakob jetzt Onkel Manfred heißt, und wenn nicht sofort Ruhe ist, wird die Sesamstraße gestrichen.

Manfred tut uns allmählich leid. Er sitzt auf der Sesselkante, als würde er erkennungsdienstlich behandelt. Und das wird er ja auch. Zwar will niemand seine Fingerabdrücke nehmen. Aber wenn Monika, die Verliebte, zu fein ist, gewisse Fragen zu stellen – ja, dann ist es wohl Pflicht der guten Freunde, gewisse Informationen aus Manfred herauszukitzeln. Aber Manfred mauert geschickt. Wir schaffen es nicht, etwas Interessantes über sein Liebesvorleben aus ihm rauszukriegen, und können ihn auch nicht zu einer Aussage verleiten, wie er sich die Sache mit Monika auf Dauer vorstellt … Ein frustrierender Abend, an dessen Ende wir nur sagen können: „Manfred, es war schön, Sie kennenzulernen, und hoffentlich sehen wir uns demnächst öfter. Sie haben – wie soll ich sagen? – so eine gewisse Tiefe."

8.
Beziehungsweise

Über kleine Geheimnisse

„Das hat nichts mit dir zu tun", versichert unser Mann eilfertig, wenn wir ein bißchen maunzen, daß er neuerdings ständig Überstunden macht. Oder seit einer Weile mehr Zeit denn je beim Sport oder zappend am Computer verbringt.

„Das hat nichts mit dir zu tun", sagt ein Mann als erstes, wenn er nicht sagen will, warum er sich seltsam verhält. Denkt, damit könne er sich Zeit und Ruhe vor bohrenden Fragen kaufen.

Warum reagieren die meisten Frauen auf die vermeintliche Tröstung „Das hat nichts mit dir zu tun" so allergisch? Das liegt daran, daß wir eigentlich wollen, daß alles in seinem Leben mit uns zu tun hat. Wenn er Zoff hat im Beruf, hätten wir gern, daß er sich an unserer Schulter ausweint – so wie wir. Wenn ihn gespenstische Vorstellungen vom Ende seiner Jugend plagen, soll er uns das gefälligst auch mitteilen. Kann er aber nicht.

Bisweilen wird der Satz, den keine Frau leiden kann, auch noch getoppt mit dem Zweitsieger unangebrachter Bemerkungen aus weiblicher Sicht. Der heißt: „Es ist/war anders, als du denkst."

Ja, was haben wir denn gedacht? Das Falsche, natürlich. Wenn wir nicht schon vorher eifersüchtig waren, werden wir es jetzt. Seine geistige und/oder körperliche Abwesenheit, seine Kompensations-Käufe von taillierten Hemden oder Hi-Fi-Zubehör, seine Unlust, uns ins Theater oder auf die Geburtstagsparty der besten Freundin zu begleiten, hatte also nichts mit uns zu tun (mit wem denn dann?) und es war anders, als wir dachten. Das kann doch nur heißen: Unser Mann hat mehr Geheimnisse vor uns, als wir gern hätten.

Über den schnellsten Weg zum Bäcker

Es gibt da diesen Witz mit Bart. „Ein Mann – ein Wort. Eine Frau – ein Wörterbuch". Das mag für graziösen Small talk gelten, für Telefonate oder Kopfkissengespräche (leider) – aber keinesfalls für Gebrauchsanweisungen im täglichen Leben.

Ein Hausgast soll Brötchen holen. Die Frau sagt: „Gradaus bis zur Apotheke, dort links, dann siehst du schon das Brezel-Schild ..."

„Nein, laß mich mal", interveniert der Mann, „Frauen haben doch keine Ahnung von Geographie und GPS! – Also, Klaus, du gehst aus dem Haus (wer hätte das gedacht?) und gehst nicht rechts und auch nicht links, sondern überquerst die Eichenstraße und den Wiesenweg. Dort geht schräg rechts eine kleine Stichstraße ab, benannt nach einem sozialistischen Exbürgermeister, die du aber ignorierst. Sondern du begibst dich einen Block weiter bis zu einer großen Birke, um im 90-Grad-Winkel nach Westen auf die Bismarckchaussee einzubiegen, wo du nach etwa 150 Meter ein Schild findest mit der Aufschrift ‚Bäckerei'."

Warum müssen Männer immer alles (außer ihren Gefühlen) so langatmig erklären? Etwa eine Funktionstaste am Computer. Diese Bitte produziert bei Männern Erklärungs-Logorrhoe (für Leute, die ihr Fremdwörterlexikon kurzfristig verlegt haben, sei erwähnt, daß es sich um eine Variante der Diarrhoe handelt, bei der die Erkrankten die Wörter nicht halten können).

Denn unser Gatte, Liebhaber oder Freund muß in solchen Fällen bei Adam und Eva anfangen, bei der Funktionsweise eines Computers an sich – mit einem weitschweifigen Ausflug über die Dörfer des binären Systems und der Halbleiter, sein gesamter Physik-Unterricht kommt da mit einem fröhlichen Bäuerchen wieder hoch. Kluge Frauen hören da mit geschlossenen Augen scheinbar intensiv zu, machen ein Nickerchen und beschließen, einem befreundeten Zwölfjährigen fünf Euro in die Hand zu drücken, damit er ihnen ihre E-Mail abholt.

Über das Schweigen der Frauen

Es gibt Fragen, die keine Frau gern hört. Sie hat die ultimativen Jeans, den Jahrhundert-Haarschnitt, die schärfsten Stiefel der Stadt ergattert und führt die Errungenschaft freudetrunken ihrem Mann vor. Doch statt Beifallsklatschen ertönt die Frage: „Und was hast du dafür bezahlt?“ Um das Abtörnen perfekt zu machen, setzen manche Männer dann noch hinzu: „Laß mich raten! Zwanzig Euro? Oder dreißig?“ Es sind diese Momente, in denen man die stetig steigenden Scheidungsraten begreift. Souveräne Frauen lächeln dann und nuscheln „vierzig“ so, daß man die Hundert davor nicht hört.

Getoppt wird die Rangliste der mißliebigen Fragen allerdings durch eine scheinbar harmlose Bemerkung, bei der Frauen nur die Faust in der Tasche ballen.

„Was ist bloß los mit dir?“ wollen Männer wissen, wenn wir mal keine Lust auf Sex haben, wenn wir der unangemeldet reingeschneiten Schwägerin (plus Schäferhund und zwei vergrippten Kindern) nicht strahlend um den Hals fallen, wenn wir anmerken, vielleicht könne er sich heute mal ums Abendessen kümmern. Was soll schon los mit uns sein, außer daß wir vielleicht grad mal müde sind, eine aufsteigende Erkältung spüren und den Schreibtisch voll haben mit unangenehmen Briefen. „Was ist bloß los mit dir?“ ist jedoch eine Frage, die etwas Lauerndes und Anklagendes hat. Sie verschluckt scheinbar höflich den Nachsatz, daß wir früher viel vitaler und spontaner waren. Sie schubst den Gestreßten in die psychiatrische Ecke. Fehlt dann bloß noch die gönnerhafte Ermunterung: „Nun lach doch mal!“

Über Weihnachtsgeschenke für sie und ihn

Manche Frauen schreiben ihrem Liebsten einen Wunschzettel. Andere benutzen den Advent zum Schaufensterbummel und schwärmen dann gezielt von den Dingen, die sie sich als Weihnachtsgeschenk erträumen. Die meisten Frauen sind der Meinung, sich klar oder sogar überdeutlich ausgedrückt zu haben, um dann an Heiligabend eine Überraschung zu erleben. Statt des Luxus-Parfums gibt's nämlich eine Kaffeemaschine. Statt der Perlenkette einen Staubsauger.

Jahrelang haben wir diesen leisen Frust stumm bewältigt, ihn allenfalls mit unseren Freundinnen (denen es meist ähnlich ergeht) besprochen. Jetzt endlich kriegen wir Schützenhilfe: Die hochangesehene Beratungsfirma Deloitte hat eine Untersuchung zum Thema „Wunsch und Wirklichkeit weiblicher Weihnachtsgeschenke" durchgeführt und kommt zu niederschmetternden Ergebnissen. 30 Prozent aller deutschen Frauen hätten gern eine Reise – aber nur 6 Prozent ihrer Männer schenken eine. 41 Prozent wünschen sich Klamotten – nur 24 Prozent kriegen auch welche. 50 Prozent wünschen sich Bücher – aber nur 29 Prozent der Männer gehen auf diesen Wunsch ein. Wobei noch zu fragen wäre, ob es statt des Kaschmirpullovers nicht eine Küchenschürze war, statt der Seidenunterwäsche ein Flanellnachthemd, statt der Gondelfahrt in Venedig nur ein Wochenende im Harz. Unbarmherzig rechnet die Deloitte-Studie nämlich außerdem vor, daß der deutsche Mann nur halb so viel für Geschenke ausgibt wie etwa ein Ire oder ein Zypriot. Ja, da bleibt uns als Trost nur, zu Weihnachten die alte Schallplatte „Du bist nicht allein …" aufzulegen.

Über das, was sich Männer und Frauen so denken

Es gibt verschiedene bewährte Methoden, Männern unbehagliche Momente zu verursachen. Man kann sich erkundigen, wann sie zuletzt ihre Mutter angerufen haben, ob sie die Steuererklärung schon fertig haben, ob und wann sie in diesem Quartal beim Zahnarzt ... und so weiter.

Eine todsichere Methode zur Verunsicherung, die sich für Männer aller Altersklassen, Haarfarben und sozialer Schichten eignet, ist die unschuldig vorgetragene Frage: „Woran denkst du gerade?“ Fast jedem Mann sträubt sich das Fell bei diesem Satz.

Wahrscheinlich wird er antworten: „An nichts.“ Was natürlich nicht stimmt. Man kann ja nicht wirklich an nichts denken, sondern nur an Sachen, die man nicht veröffentlichen will.

Frauen haben die Angewohnheit, die kritischste aller Frage gern in romantischen Momenten zu stellen. Nach einem netten nächtlichen Zwischenspiel, wo er grad drüber nachdenkt, ob der Wecker eigentlich richtig gestellt ist. Diese Antwort käme nicht gut an, das weiß auch der schlimmste Gefühls-Analphabet.

Und deswegen müssen Männer lügen. Die Frau schwelgt im Sonnenuntergang und in Ferienstimmung. Stumm hält man Händchen. Da drängt wieder diese fatale Frage aus ihr hervor: „Woran denkst du?“ Da kann ein Mann doch nicht einfach wahrheitsgemäß sagen, daß er an den scheppernden Zylinderkopf seines Autos daheim denkt, bloß weil das Motorboot in der Bucht von Ischia auch so komisch knattert.

Es soll übrigens auch Männer geben, die einer Frau unvermutet die Gewissensfrage stellen: „Was denkst du gerade?" Das aber sei, wie mir ein alter Chauvi-Freund versicherte, nichts weiter als eine faustdicke Schmeichelei.

Über verschiedene Sichtweisen

Zyniker behaupten, Hundebesitzer und ihre Fifis, aber auch altgediente Ehepaare begännen sich im Laufe der Zeit zu ähneln.

Das mit den Hunden kann ich glauben, bei Paaren habe ich Zweifel. Denn wie können sich Leute ähnlich sehen, wenn sie die Welt grundsätzlich mit ganz verschiedenen Augen sehen?

Auf einer Party. „Die Frau da hinten, mit der großen Oberweite ..." tuschelt der Mann. Die Begleiterin guckt sich um und sieht viele Dekolletés. „Meinst du die mit dem roten Kleid oder die mit den tollen grünen Ohrringen?" fragt sie ratlos zurück. „Die Blonde mit den Eierwaden", erklärt der Mann.

Am Rande des Hanse-Marathons. „Der Typ da hinten mit der Leica, das ist mein Zahnarzt", stellt der Mann vor. Die Frau setzt die Brille auf und sieht etwa 23 Männer mit Fotoapparaten. Warum kann er nicht eine humanere Personenbeschreibung durchgeben – etwa so: der Rotgelockte mit dem gepunkteten Schlips neben der Dame, die aussieht wie Boris Beckers Exfrau. Da wissen Frauen, wonach sie Ausschau halten sollen.

Neulich auf der Autobahn. „Guck mal, da fährt der neue Toyota Yaris!" Die Frau sieht jede Menge Autos – welches ist bloß gemeint? Kann er nicht sagen: „Das rote Auto mit dem Fahrer im grünen Hawaii-Hemd, der so ähnlich aussieht wie dein Schwager?"

Nein, sagt der Mann, den neuen Sparkassendirektor kenne er nicht. „Doch", sagt die Frau, „der saß doch neulich beim Italiener am Nebentisch mit einem Boxer." Der Mann wird interessiert: „Klitschko?" Nein, es war ein Boxer-Welpe. „Habe keinen Hund gesehen", murrt der Mann, „redest du vielleicht von dem Typen, der das allerneuste Motorola-Handy hatte?"

Über geschenkte Zeit

Zunächst klingt der Satz in unseren Ohren wie eine Liebeserklärung: „Ich möchte dir was Schönes schenken." Wie wunderbar! Es wird also diesmal kein Dampfkochtopf und kein Tisch-Staubsauger. Obwohl, wenn man's recht bedenkt: „Schön" hat für Männer eine andere Bedeutung als für uns. Sie sind in der Lage, auch einen neuen Spülmaschinen-Motor schön zu finden. Dann beschleichen einen leise Zweifel. Er möchte – ja, warum tut er es dann eigentlich nicht?

Tage und Wochen gehen ins Land, ohne daß das schöne Geschenk zum Vorschein gekommen wäre. Vielleicht hat er gemeint, wir sollten uns was wünschen? Das schafft Verlegenheit. Besonders wenn die Liebe noch frisch ist und die finanziellen Verhältnisse unbekannt. Meint er ein Stück Seife oder einen Smaragdring? Eine rote Rose oder drei Dutzend? Oder gleich einen Rosengarten?

Hier muß mal eine traurige Wahrheit ausgesprochen werden: Bei der Ankündigung „Ich möchte dir was Schönes schenken" handelt es sich häufig um ein Geschenk, das sich niemals materialisiert. Sei es, daß Sie den leise gemurmelten Nachsatz „… aber ich hab im Moment kein Geld" überhört haben. Sei es, daß unser Mann weiß, daß Beteuerungen wie „Ich möchte dir die Sterne vom Himmel holen" bei Frauen einfach gut ankommen und nicht in die Tat umgesetzt werden müssen.

Verliebte Absichtserklärungen wie „Ich möchte dich küssen, ich möchte dich in meinen Armen halten" sind glaubwürdig in Briefen, wenn zwischen ihm und ihr Tausende von Kilometern liegen. Geschenke könnte man aber auch per Paket schicken.

Über die Marotte, alles persönlich zu nehmen

Ein Mann liest einen Zeitungsartikel und sagt beiläufig zu seiner Frau: „Was ich an Frauen nicht gut finde, ist, daß sie immer alles so persönlich nehmen." Empört sich die Gattin: „Wieso? Tu ich doch gar nicht!"

Über diesen Witz konnte ich gut lachen. Was hoffentlich meine Fähigkeit zur Selbstironie beweist. Denn bei dem Satz „Nimm es nicht persönlich, aber ..." sträuben sich mir schon von vornherein die kleinen Härchen auf den Unterarmen.

„Nimm es nicht persönlich, aber du solltest mal wieder zum Friseur/nicht so oft ‚Hm' sagen am Telefon/ein bißchen netter sein zu unseren Nachbarn" – Wenn man Kritik nicht persönlich nehmen soll, was dann?

Nicht nur die kleinen Rüffel des Partners werden gern in den abwiegelnden Satz verpackt. Auch bei erlittenem Unrecht durch andere kann einen der banale Tip, es unpersönlich zu nehmen, zur Weißglut bringen.

Die Frau fühlt sich im Büro gemobbt? Vom Schlachter übervorteilt? Vom Vermieter über den Tisch gezogen? Der Mann wird sie nicht, wie erhofft, mit geteilter Empörung oder guten Ratschlägen trösten. Sondern sie sachlich ermahnen: „Du nimmst das alles viel zu persönlich."

Es gibt sogar Männer, die echt erstaunt sind über die Folgen ihrer wohlformulierten Abschiedsreden: Ja, man habe eine schöne Zeit miteinander verbracht, aber jetzt sei er leider im Aufbruch zu neuen Ufern, sprich zu einer anderen Frau ... Und wenn die Gekündigte dann je nach Temperament weint oder mit Tassen schmeißt, wird er erstaunt sagen: „Nimm es doch nicht so persönlich!"

Über Retourkutschen

Es kommt in den besten Beziehungen vor: Der Mann macht eine Bemerkung, welche die zuvor heitere Stimmung der Frau auf den Nullpunkt bringt. Klassische Kommentare dieser Art: „War nicht schlecht – aber so wie meine Mutter kriegt niemand die Hefeklöße hin." Oder: „Man könnte euch für Schwestern halten" – und das, obwohl unsere beste Freundin zwanzig Kilo mehr wiegt und ein Kinn hat wie Michael Schumacher!

Anstatt sich zu ärgern, hat die kluge Frau einen Vorrat an Retourkutschen parat. So lässig hingeworfene Sätze, die ihm garantiert das Mütchen kühlen. Er ist dabei, eine Lampe aufzuhängen. Sagen Sie: „Mein Vater macht das aber viel schneller!"

Er versucht sich an einer handgerührten Mayonnaise. Treten Sie hinzu, nehmen Sie ihm den Quirl aus der Hand und säuseln gönnerhaft: „Laß mich das mal lieber machen." Er tut gerade nichts, was man kritisieren könnte? Dann probieren Sie mal folgende Schreckschuß-Sätze: „Übrigens – ich habe uns zu einem Tanzkurs angemeldet." Oder: „Wo ist eigentlich dein Ehering/das teure Taschenmesser, das ich dir zu Weihnachten geschenkt habe/dein neuer Kaschmirschal?" Oder: „Was ich noch sagen wollte: Ab morgen gibt's Diät!"

Über modernes Streiten

Warum kann man eigentlich mit Männern nicht anständig streiten? So wie mit Frauen, wo man sich gelegentlich ein paar lang aufgestaute Wörtchen Verhaltenskritik an den Kopf wirft und sich hinterher in die Arme fällt und beidseitig erklärt, es sei wie ein reinigendes Gewitter gewesen.

Streit mit Männern verläuft fast immer nach dem Muster, daß auf die Attacke nicht mal eine Gegenattacke erfolgt. Sondern der Kontrahent begibt sich einfach vom Duellplatz. Wortlos. In seinen Weinkeller, wo er die Flaschen neu sortiert. Zu seiner Steuererklärung, wozu er wochenlang keine Lust hatte. In die Garage, um die Fahrräder der Kinder aufzupumpen – obwohl die grad in einer französischen Ferienkolonie sind. Zurück bleibt die Frau mit Gefühlen wie der Ätna kurz vorm Ausbruch. Hatte sie anfangs nur die Absicht, ihm mal ganz ehrlich zu sagen, daß ihr seine politischen Ansichten in Sachen Irak ebenso mißfallen wie seine Angewohnheit, seine Jeans samt Tempotaschentüchern in die Waschmaschine zu schmeißen, so könnte sie jetzt offene Rechnungen aus zehn Jahren anmahnen. Und der Schweinehund hört nicht mal zu! Verkriecht sich einfach!

In erotischen Ratgebern liest man oft, daß die eheliche Umarmung nach einem Granaten-Streit der Leidenschaft diene. Nicht bei uns. Wir werden jetzt unser Bettzeug zusammenraffen und auf dem Wohnzimmersofa Quartier nehmen. Und die ganze Nacht wach liegen und hoffen, er kommt und sagt: „In der Irak-Frage hattest du recht und nie wieder lasse ich Papiertaschentücher in meinen Hosentaschen.“

Über den Unterschied von gesagt und gemeint

Manchmal möchte man Männern eine knallen. Nicht nur den eigenen. Sondern auch dem Chef oder dem Kollegen. Wenn es uns in den Fingern juckt, muß mitnichten eine Beleidigung vorangegangen sein.

Zur Raserei treibt Frauen oft ein scheinbar harmloser, aber häufiger Männer-Satz. Der heißt: „So habe ich das nie gesagt."

So habe er das nie gesagt, behauptet der Mann, wenn ihn die Frau daran erinnert, daß er versprochen hatte, heute zu staubsaugen/zum Elternabend zu gehen/die kranke Erbtante zu besuchen. Gesagt habe er, insistiert der Mann, er wolle diese Dinge irgendwann mal tun.

So habe er das nie gesagt, meint der Mann, wenn die Frau ihren Wintermantel dem Altkleidercontainer überantwortet, weil er kürzlich bemerkte, darin sähe sie aus wie ein Möchtegern-Teenie mit Übergewicht.

So habe er das nie gesagt, empört sich der Mann, wenn die Frau seine Kollegin Yvonne von der Einladungsliste streicht – nachdem sie ihn neulich sagen hörte, er fände diese Dame „äußerst sexy". Gesagt habe er nur, Yvonne sei sehr „interessant". „Intellektuell" habe er damit ausdrücken wollen und außerdem kümmere sie sich rührend um ihre alte Mutter.

So habe er das nie gesagt, erklärt der Chef, wenn wir ihn auf die versprochene Gehaltserhöhung zum 1. März ansprechen. Gesagt habe er „vielleicht".

Ja, sollen wir etwa mit dem versteckten Tonbandgerät hinter den Männern in unserem Leben herlaufen? Wenn alles Leugnen nix hilft – weil etwa zufällig anwesende Zeugen zugunsten der Frau aussagen –, wird der findige Mann sagen: „Hab ich vielleicht so gesagt, aber anders gemeint!"

Die modischsten Argumente für den romantischen Schritt

Potztausend, auf einmal wird wieder geheiratet! Das freut die CDU („unsere Familienpolitik ist auf dem richtigen Weg"). Das freut die Meinungsforscher (endlich mal wieder ein neuer Trend!). Das freut die Standesbeamten (dämpft die Angst vor Frühpensionierung oder Versetzung in die Aktenablage und läßt sie die Anschaffung des neuen dunklen Anzugs/Kostüms mutig als Berufskleidung durchfechten). Es freuen sich Pfarrer (wer will immer nur beerdigen?) und die beteiligten Mütter (vielleicht doch noch ein Enkelchen und sogar ehelich?).

Doch lassen wir hier die Betroffenen selber zu Wort kommen. Und die leidenschaftlichen, romantischen, sittliche Beweggründe nennen, die sie den Bund fürs Leben schließen lassen:

„Er wollte unbedingt."

„Für sie ist so was wichtig."

„Ich hab' auf dem Antikmarkt so ein wahnsinniges, weißes Tüllkleid gefunden."

„Wieso meine Rente dem Staat schenken?"

„Sonst darf ich Reinholds Firmenwagen nicht fahren."

„Warum fragst du? Wir leben doch eh schon seit sieben Jahren zusammen."

„Wenn Karl den Job in Karlsruhe kriegt, hab' ich nur als Ehefrau die Chance, dort eine Lehrerstelle zu kriegen."

„Unser Hauswirt ist so'n komischer Freireligiöser; die stehen auf so was."

„Innerlich waren wir schon lang soweit, aber es hat eine Weile gedauert, bis wir uns das eingestehen konnten."

„Es ist ja soooo viel einfacher mit den Hypotheken."

„Seine letzte Liebe – die war, will ich mal sagen, ein bißchen gestört. Wenn jemand Norbert seine Sicherheit zurückgeben kann, sagte sein Therapeut, dann nur eine Frau, die sich richtig auf ihn einläßt."

„Unser Steuerberater sagte: ‚Sie wären finanztechnisch blöd, wenn Sie's nicht täten.'"

„Unser Willy erklärte in der Kindergruppe: ‚Ich hätt' auch gern einen Papa, der so heißt wie ich.' Das hat mich alarmiert."

„Wir heiraten, weil wir schon immer gegen den Strom geschwommen sind. Ich höre, Nora und August lassen sich scheiden, und sag doch mal ehrlich: Seit wann lebt ihr jetzt getrennt?"

„Mit der Übertragung des Schadenfreiheitsrabatts auf unseren Mercedes-Geländewagen ist es sonst so schwierig."

„Was für einen Unterschied macht es, wenn wir heiraten?"

„Es fiel mir auf, als Christian mit diesem Blinddarmdurchbruch im Krankenhaus lag, daß ich als Ehefrau dem Arzt nicht erst meine Position erklären müßte ..."

„Im Vertrauen: Roswitha erbt demnächst und hat keine Lust auf den ganzen Papierkram."

„Was hast du denn dagegen?"

„Der Gynäkologe meint, es würde unsere Schwierigkeiten beim Kinderkriegen beseitigen, falls diese psychisch sind."

„Irgendwas muß doch noch mal passieren."

„Wir nehmen das eigentlich nur zum Anlaß, endlich mal die überfällige Superparty für unsere Bekannten zu geben."

„Ich habe Sylvie geheiratet, weil ihr Vater ihre Mutter verlassen hat, als sie noch ein ganz kleines Kind war."

„Ina kommt aus Jena und kennt sonst keinen."

„Eigentlich wegen der Lufthansa. Nur als Ehefrau kriegst du diese Tickets zum halben Preis, wenn du mitwillst nach New York."

„In dieser unserer verlogenen Gesellschaft finde ich es wichtig, sich auch äußerlich zu seinen Gefühlen zu bekennen."

„Unsere Kinder fanden uns allmählich spießig, weil wir uns unsere Bonding-Wünsche nicht eingestehen wollten."

Was uns wirklich interessiert

Simon Akstinat
„Made in Germany"
Die unglaublichsten und außergewöhnlichsten Exportschlager aus Deutschland
Band 5784
Kommt der Hamburger aus Hamburg oder nicht? Weshalb versammeln sich alljährlich tausende Japaner und intonieren „Freude schöner Götterfunken"?

Paula Almqvist
Die Macken der Männer
Von Männern lernen heißt, sich täglich wundern
Band 5716
Von Männern, die alleine einkaufen sollen, die nicht verstehen, warum Möbel verrückt werden müssen und die nervös werden, wenn die Mutter zu Besuch kommt. Gewitzt und charmant Unverzichtbar!

Serge Debrebant / Mauritius Much
Japanische Schweine machen buubuu
Kleiner Reiseführer für Sprachliebhaber
Band 5837
Die witzigsten, klügsten und kuriosesten Wörter und Begriffe aus aller Welt.

Dieter Grönling
Drin sein ist alles!
Wie das Internet die Welt auf den Kopf stellt
Band 5693
Ob E-Mail oder Chat, man schreibt sich wieder, aber anders. Voller Ironie und Esprit erkundet Dieter Grönling unser Leben auf der Datenautobahn. Der ultimative Link. Unbedingt anklicken!

Armin Himmelrath
Macht Köpfen dumm?
Neues aus der Fußball-Feldforschung
Band 5669
Ein großer Lesespaß für alle, die Bücher und Fußball lieben. Unwiderlegbare Antworten auf die wichtigsten Fragen.

Bastian Obermayer / Philipp Schwenke
Das Allerneueste von Knigge
Darf ich Thomas Gottschalk duzen und andere Stilfragen
Band 5740
Wie verhält man sich eigentlich im ICE? Auf einem Popkonzert? In einer Cocktailbar? Im Schwimmbad? Alles, was man in Sachen „Benimm" heute wissen muss. Das ideale Geschenk!

Tillmann Prüfer
Wie man den Alltag überlebt, ohne dabei verrückt zu werden
Band 5833
„Keine Hasskappe, kein Schaum vorm Mund: Tillmann Prüfer sagt uns ganz sanft, dass wir letztlich alle verrückt sind. Nicht nur frohe Botschaften, aber immer ein Riesenspaß." (Jörg Thadeusz)

Andrea Stiberc
Heimweh, Kitsch & Co.
Die ganze Welt liebt deutsche Wörter
Band 5856
In vielen Sprachen der Welt finden sich deutsche Wörter. Eine unterhaltsame Lese-Reise um die Welt: Mit einer Hitliste der am meisten verbreiteten Wörter.

Klaus Werle
Deutschland-Puzzle
20 Teile – von ADAC bis Vollkornbrot
Band 5698
Der Kitt der Republik ist viel greifbarer, als manche Politiker meinen. Klaus Werle setzt in seinem ironischen Streifzug Stück für Stück das deutsche Alltags-Puzzle zusammen.

Klaudia Wick
Ein Herz und eine Seele
Wie das Fernsehen Familie spielt
Band 5751
Klaudia Wick erinnert in ihrem neuen Buch an die bedeutendsten Fernsehfamilien der vergangenen 50 Jahre. Ein kluges, brillant geschriebenes Buch über Fernsehen, Familien und uns.